基礎講座
睡眠改善学

監修　堀 忠雄・白川修一郎
編　日本睡眠改善協議会

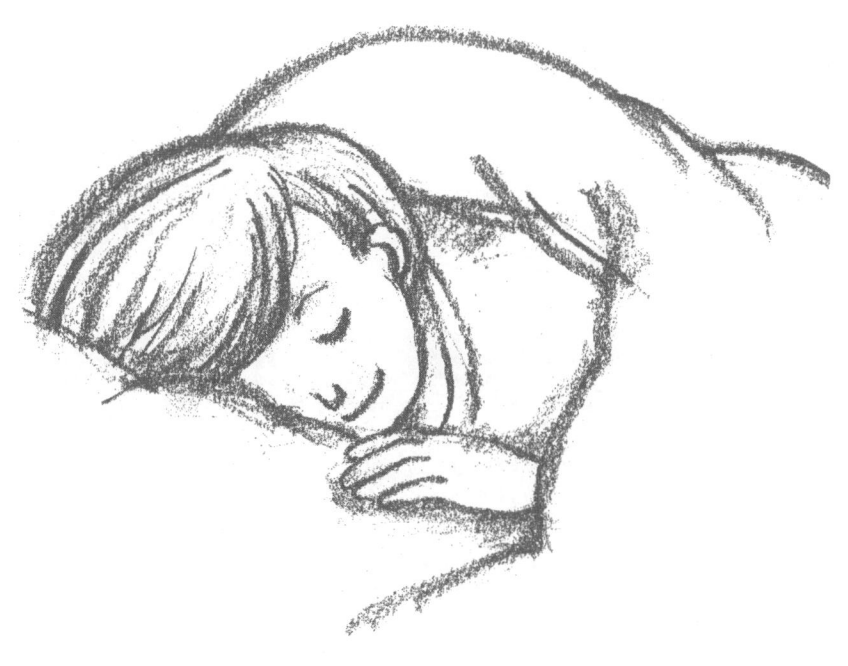

ゆまに書房

基礎講座

解剖生理学

編集 岡田忠雄・中口博 他

医歯薬出版株式会社編

ゆまに書房

はじめに

　人類は長い進化の過程で夜は眠り、昼は起きて働くという昼行性の生活スタイルを身につけてきました。ところが現代社会では夜の間もライフラインを確保するために多くの人々が働いています。グローバリゼーションの大きな流れは地球規模の情報ネットワークを築き上げ、夜の国と昼の国の仕切りを取り外して24時間型の社会をもたらしました。このような昼も夜も眠らない社会では、24時間のいつでもどこでも好きな時に好きなだけ眠りたいという願望を生み出しました。この要望にこたえるべく多くの研究者が新しい睡眠理論と睡眠法の開発に取り組みました。その結果、ごく短期間ならば何とか対処する方法はあるが、長期にわたって不規則生活を続けることは不可能という結論を得ました。

　このような結論を待つまでもなく、先進諸国の大都市には睡眠障害に悩む人々が激増し、中でもわが国の睡眠事情は世界的にも深刻で、国民の5人に1人は不眠症であることが判明しました。さらに睡眠に不満を感じている人々を含めるとその割合は、首都圏の成人の80％を占めるという報告もなされています。なぜわが国の睡眠管理能力がこれほど脆く、的確な対応ができなかったかが点検されました。第1の原因は世界をリードする研究成果をあげながら、それを国民レベルで周知させる努力が不足していました。第2は系統的な睡眠教育の欠如です。睡眠教育の先進国では幼児期から高齢者まで対象別に睡眠教育プログラムが作られています。わが国では幼稚園から大学まで、どの段階を見ても系統的な睡眠教育は行われていません。

　この危機的な睡眠事情を打開し、睡眠健康の増進を実現するためには、系統的な睡眠教育が重要と考えました。そこで、科学的根拠のある知識と技術に基づいて睡眠改善策の提案と助言、あるいは寝具や睡眠環境の設計開発ができる人材を養成することを目的として、日本睡眠改善協議会を設立しました。本書は現在私たちが行っている「睡眠改善インストラクター」養成講座のテキストをもとにして内容を充実させ再編集したものです。読みやすく理解しやすい内容と文章になるよう推敲を繰り返しました。また、睡眠改善学の重要な科学的エビデンスについて、論文の筆頭発表者名、雑誌名と発表年を括弧内に表記し、インターネットでMedlineなどの無料の学術論文デー

タベースにアクセスして検索することで、論文内容の概略を調べることが出来るように考慮しました。本書との出会いを機会に睡眠改善学を志し睡眠健康に貢献したいという気持ちを持っていただけたら望外の幸せです。

　出版にあたっては、ゆまに書房の高井健さんに大変にお世話になりました。心から感謝申し上げます。

監修者　　堀　　忠雄
　　　　　白川修一郎

2007年12月

1　人間の睡眠の定義

　睡眠は単なる静止状態ではない。単に覚醒できなくなった状態でもない。人間の睡眠は、複雑な過程が関係した生命現象である。人間の睡眠は、進化の過程で動物として獲得した形質と、人間が脳を特異的に発達させてきた過程で獲得した形質が混在した現象である。特に人間の脳においては、前頭連合野（前頭葉の一部）と頭頂連合野（頭頂葉の一部）の発達はニホンザル以下の動物種とくらべ特異な発達を示し、大脳皮質で占める割合が極めて高い。人間の睡眠を一行で定義することは困難であり、定義にかえ、**表1**のようにその特徴で示すと理解しやすい。

表1　睡眠の特徴

(1)　動物個体の行動の活動水準が低下した状態
(2)　骨格筋が弛緩した状態
(3)　外界からの刺激に対する反応が低下した状態
(4)　エネルギー保存方向の状態
(5)　脳内の睡眠中枢の働きで発生し調節されている現象
(6)　個体の生理的な必要性により生じた現象
(7)　脳の休息により意識水準が低下した状態
(8)　容易に覚醒しうる可逆的な生理現象
(9)　交感神経活動が低下し，相対的に副交感神経活動が優位になった状態
(10)　温熱生理学的な熱放散現象

　進化の過程で動物として獲得した睡眠の形質の特徴の多くは、摂食行動と強く結びついている。十分なエネルギーが食物として摂取できない環境状態を回避するための手段として、進化の過程で、両生類、は虫類、鳥類、ほ乳類が積極的に獲得してきた形質が睡眠と考えられている。また、睡眠に類似した動物の生命現象として冬眠や夏眠がある。

　昼行性の動物では、夜間に筋を弛緩させて活動水準を低下させ、エネルギー消費を抑え、エネルギー代謝回路をエネルギー蓄積方向へ切り替える。このような状態では敵に対する防御能力は低下している。そこで、外界からの軽度な刺激に反応せずあまり動かずに、種特異的な一定の寝姿勢（防御姿勢）で、攻撃されにくい場所（巣穴など）で眠るものが、種として生き延びてきたと考えられている。人間にもこのような睡眠の特徴が残っており、敵対者

(動物では捕食者）がない場合でも、安心できる状況にないと、しっかりと眠ることができない。動物としての進化の残渣は、食物採集行動と巣（寝環境）作りとの関係で、ゴリラやチンパンジーにも強く残っており、人間においても、比較文化人類学に採集・狩猟民族の就眠行動などについての報告がしばしば見られる。

人間の場合、脳が他の動物とくらべ極端に発達したことで、睡眠構造は複雑化してきたと考えられている。特にノンレム（NREM）睡眠では、覚醒時に働かせた脳を積極的に休息させ、活動中に筋や神経細胞から発生し蓄積された熱を放散している。睡眠中の極端な熱放散現象は、毛皮を持たない恒温動物である人間の特徴的な現象ともいえる。

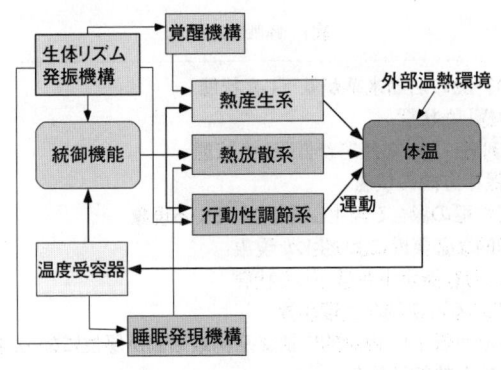

図1　ヒト体温調節機能と睡眠

図1は、人間の体温調節機能を模式的に示したものである。恒温動物である人間は、体温を一定にし、筋や神経を効率的に働かせる機能を持ち、小児や高齢者や個人間で差はあるが、ほぼ0.5〜1.5℃の振幅範囲におさまる体温の日内変動を示す。体温の温度受容器や統御機能の中枢は脳の視床下部に存在すると考えられている。この統御機能の中枢は視床下部の視交叉上核に存在する生体時計に支配され、睡眠や覚醒に関係なく日中に上昇し夜間に低下する概日リズム（サーカディアンリズム）を示す。一方で、覚醒中の行動で発生し蓄積された熱は、睡眠により積極的に放熱される。覚醒は熱産生系であり、睡眠は熱放散系として、生体内でのエネルギー代謝にともない産生される熱量をバランスよく調節している。睡眠中の熱の放散は、交感神経の活動低下による末梢動脈の拡張により皮下の血流を増加させ外部に熱を逃が

す。さらに、睡眠前半を中心に機能性汗腺（構造的に汗腺と同定されるものうちで、温度や精神的動揺に反応して発汗する機能を持つ汗腺）から大量に発汗し、気化熱で皮膚を冷やし、熱をより一層外部へ放散する。これらの働きにより深部体温を低下させる。深部体温の低下は、エネルギー代謝を下げる働きがあり、睡眠のエネルギー保存機能とも密接に関係している。体温調節には行動性調節系も強く関与し、暑いときには日陰に入ったり、寒いときには衣服を重ねるなどの行動がこれに属する。睡眠においては、寝具の使用やパジャマの着用、チベットなどの極寒の高地で赤ん坊を布でぐるぐる巻きにして体温を保つ行動も、体温の行動性調節である。また、敷寝具との接触点の温度や湿度が上昇した時に生じる寝返りも、寝床内気候を適正に保つための反射的な無意識の行動性調節である。

　生命維持にかかせない自律神経系も、人間では高度に精密化しており、攻撃や防御（血液流出の抑制や神経免疫による抗菌など）には交感神経系が強く関与する。活動時に積極的に交感神経系を働かせるためには、睡眠で交感神経系を休息させ疲労から回復させる必要がある。

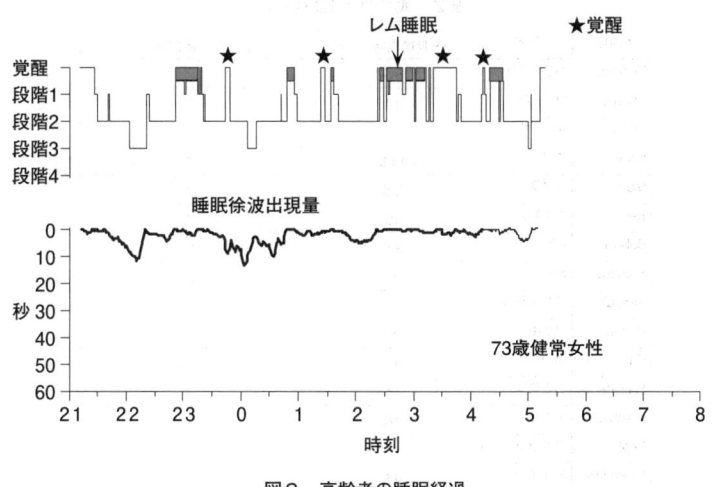

図2　高齢者の睡眠経過

　睡眠は昏睡や麻酔状態とは明瞭に異なり、容易に覚醒状態に移行する可逆的な生理現象である。そのため、図2の高齢者の睡眠経過に見られるように、深い睡眠が少なく、睡眠の状態が良好でない場合、体内外からの刺激により覚醒が生じ、睡眠の安定性が障害され熟眠感が得られない状況も生じる。一

方で人間の場合、脳が極端に疲労した状況では、他動物とくらべ容易に覚醒させることが困難となる。脳の疲労回復が優先され、外界からの刺激に対して脳の応答性が低下するためである。このように、昏睡や麻酔状態、催眠状態と睡眠が根本的に異なるのは、睡眠が個体の生理的な必要性により生じた現象であり、容易に覚醒しうる可逆的な生理現象であることであるが、極度に脳が疲労した場合には、その境界線はあいまいになる。

睡眠を観察する場合に、脳波的睡眠観察と行動的睡眠観察があり、行動的睡眠観察においても、睡眠は骨格筋などの抗重力筋が弛緩した状態を示し、脳の反応性が低下しており、詳細に観察すれば覚醒と区別することができる。

2 動物種と人間の睡眠時間

Zepelinらがまとめた、ほ乳類の一日総睡眠時間とレム（REM）睡眠時間を表2に示す［Zepelin, et al, 2005］。

表2 動物種と睡眠時間

動物種	和名	一日総睡眠時間(hr)	一日総REM睡眠時間(hr)
Echidna	ハリモグラ	8.5	?
Platypus	カモノハシ	14	7
Opossum	オポッサム	18	5
Koala	コアラ	14.5	?
Mole	モグラ	8.5	2
Bat	コウモリ	19	3
Baboon	ヒヒ	9.5	1
Humans	ヒト	8	2
Armadillo	アルマジロ	17	3
Rabbit	ウサギ	8	1
Rat	ラット	13	2.5
Hamster	ハムスター	14	3
Dolphin	イルカ	10	?
Seal	アザラシ	6	1.5
Guinea Pig	モルモット	9.5	1
Cat	ネコ	12.5	3
Ferret	フェレット	14.5	6
Horse	ウマ	3	0.5
Elephant	ゾウ	4	?
Giraffe	キリン	4.5	0.5

コウモリは19時間も眠り、中南米に分布する有袋類のオポッサムは18時間も眠る。人間は、ウサギやモグラと同じくらいの睡眠時間で、ウマ、ゾウ、キリンなどの草食大型動物は短時間しか眠っていない。原則として、体が小さく基礎代謝の高い動物種ほど長い睡眠時間を必要とし、エネルギー摂取効率が悪く食べ続けなければ体を維持できない草食動物で大型の種ほど睡眠時間は短い。一方で、レム睡眠時間は、体の大きさやエネルギー代謝には関係せず、出生時の脳重量が成体にくらべ少なく未成熟の動物種ほどレム睡眠の時間が長いことが知られている。レム睡眠が記憶の整理や学習と密接に関係していることの根拠の一つである。

　成人で、健康に支障をきたさない睡眠時間は6時間30分から8時間未満であることが、米国の100万人以上の追跡調査［Kripke, D. F., *Arch Gen Psychiatry*, 2002］で明らかとなっており、最適な睡眠時間は日本での10万人以上の調査も含め7時間であることが判明している。健常成人での短時間睡眠者、長時間睡眠者の比率は極めて少なく、大多数の成人が必要とする睡眠時間である。また、これまでの睡眠科学研究の成果から、覚醒中に過度の眠気に襲われない状態、すなわち意識清明な状態を保つために必要な成人の睡眠時間は、高齢者も含め7～9時間とされている。子どもでは、3～5歳で11～13時間、6～12歳で10～11時間、11～17歳で8.5～9.25時間の睡眠時間が必要であることが知られている。睡眠時間と死亡率との関係も研究されており、30～69歳の女性2,491名、男性2,222名を対象とした疫学調査［Wingard, D. L., *Sleep*, 1983］では、7～8時間の者と比べ6時間未満の者の9年後死亡率の相対的リスクは1.7倍と報告されており、睡眠は質だけではなく睡眠時間も重要な要素である。

3　人間における睡眠の役割

　人間の睡眠の役割を記述する場合、睡眠不足あるいは睡眠障害が心身にどのような影響を及ぼすか記述した方が理解しやすい。睡眠は健康や安全に強く影響を及ぼす基本的な生命現象である。WHOの国際共同研究で、不眠患者の2人に1人が1年以内に睡眠障害以外の疾患で医療的治療にかかっていることが報告されている［Üstün, T., *Sartorius N*, 1995］。睡眠障害を含む

様々な疾患による主睡眠（主にまとまってとる睡眠、健常成人では原則として夜間睡眠を指す）の妨害は睡眠不足を引き起こす。主睡眠が分断あるいは妨害されると、神経免疫（脳・神経系が関与する免疫、副腎皮質由来の抗炎症作用をもつコルチゾール、小腸インターニューロン由来のインターロイキンなどもこれに含まれる）や液性免疫（免疫グロブリンなど）機能は減弱し、生体防御や生体維持機能が低下し健康全般に影響がでる。免疫系の機能が減弱すると、ダニ死骸や花粉などの抗原が体内に入った場合、抗原—抗体反応も正常な反応を示さず、アトピー性皮膚炎や花粉症の発症リスクを増大させる。

タンパク合成に重要な働きをもち、細胞分裂や損傷した身体細胞の再生を促す成長ホルモンの分泌も睡眠と直接的に関係しており、睡眠の分断や妨害により、集中的な分泌が阻害され効率的に身体を回復する働きが低下する[Spiegel, K., *Am J Physiol*, 2000]。不眠や睡眠呼吸障害は、交感神経系の睡眠中の過剰亢進を促し、循環器系全般に影響を及ぼし、高血圧症、虚血性心疾患や脳血管性認知症（旧呼称は痴呆）の重要な要因となることが報告されている。

また、睡眠障害や睡眠不足は代謝系や食欲にも影響し、最重要の生活習慣病である肥満の重大な原因の一つであることが、近年明らかとなった。コロンビア大学による疫学調査では、32〜59歳の男女8,000名以上を対象としたフォローアップ研究で、7〜9時間の睡眠時間の者に比べ4時間以下の睡眠者では肥満率が73％も高く、5時間の睡眠者では肥満率が50％も高いと報告した[James, E., *Sleep*, 2005]。さらに、30〜60歳の男女1,024名を対象としたスタンフォード大学医学部の疫学調査で、8時間睡眠者と比べて5時間睡眠者では、血中グレリン（Ghrelin、食欲亢進ホルモン）が14.9％増加し、血中レプチン（Leptin、食欲抑制ホルモン）が15.5％減少することが判明した[Taheri, S., *PLoS Med*, 2004]。概日リズムの不規則性も代謝系を介して肥満のリスクを上昇させることも知られており、睡眠と肥満の関係は国際的に注目され、『*Nature*』（443/21 September 2006）においても2006年に特集記事が組まれた。一般に睡眠が極度に不足すると、起床時には強い眠気により食欲が抑制され朝食欠食率の増大することが判明している。さらに、眠気は運動意欲を低下させ、易疲労感を増大させ日中運動量を減少させる。

すなわち、覚醒時のエネルギー消費が低下する。睡眠欲求が強い場合には、睡眠が本来持つ特質であるエネルギー消費を抑え蓄積方向へ糖質代謝パターンが切り替わることになる。糖質はATPに変換されにくく、肝臓にグリコーゲンとして蓄積され、さらには脂質に変換される。朝食欠食や午後からの食欲亢進が食事パターンを変化させ、夕食の摂取カロリー量を増加させる傾向が強くなる。このようにして、睡眠不足は肥満をもたらすことになる。

消化器系への影響も調べられており、睡眠時間が極端に短いあるいは睡眠健康が障害されている女性では機能性便秘の発症率が高いことが判明している［小野茂之、『日本女性心身医学会雑誌』、2005］。睡眠と機能性便秘との関係では、どちらが原因であるか特定することはできない。人間の便は主に夜中に作られている。睡眠中に、人間の胃や小腸は、ほぼ90分周期で活動を繰り返し、消化しきれなかった食物のかす、腸内細菌の死骸、繊維質などで便が作られ、腸の蠕動運動により下部に送られ、大腸で水分が吸収され、最後に結腸に到達する。朝食を欠食している中学生では、朝の排便の少ないことが知られている。人間では、本来朝に排便欲求が生じ排便が起こる。食物が空虚な胃に入ると、胃結腸反射が生じ、便を直腸に送り出す強い蠕動が起こり、便が直腸に到達して腸壁を圧迫し排便反射が起こる。胃の中に食物がまったく入っていない時、胃腸が十分に休息をとった後、すなわち十分な睡眠をとった朝に食物が胃に入ると、胃結腸反射は最も強く現れる。就寝時刻の極めて遅い者、睡眠不足や不規則な睡眠習慣を持つ者は、一般に夕食（夜食）を就寝間近にとる傾向が見られる。また、睡眠も質的に悪化していることが多く、朝食を欠食するような場合には、胃結腸反射も当然おこらない。日中に便意を催しても、胃結腸反射は弱く直腸に便があまり送られず、容易に我慢できてしまい排便回数が少なくなり、不規則にもなる。このような状態は、機能性便秘を引き起こす誘因になりやすいと考えられている。

人間の睡眠は、極度に発達した脳を効果的に休息させるように進化してきた生命現象である。人間の脳は大脳皮質が大きな比重を占め、なかでも認知機能をつかさどる前頭連合野（前頭葉とほぼ重複）や感覚の処理や運動をつかさどる頭頂連合野（頭頂葉とほぼ重複）は、サルと比べても極度に発達している。睡眠が不足すると、この前頭連合野と頭頂連合野の脳機能がまず低下する。特に、前頭連合野の働きは、人間が人間らしくあるための機能の大

部分に関与している。

　前頭連合野の働きの第一に、外界情報の意味をとらえ保持し、その情報に基づいて計画し、状況の変化に柔軟に対応し推理し、適切な行動や方向性を判断し、意思を決定し、状況によって不必要な行動を抑制するなどの認知・実行機能がある。脳内に蓄積された記憶を適切に引き出し、論理的に思考して、創造的に物事を考え出す能力も、前頭連合野の働きである。また、目標を求める意欲ややる気、目標が満たされたか否かをとらえその結果を自己評価する機能、対象の好ましさの評価をする機能、情動に関わる状況をとらえる機能、他人の感情を読み取る機能、自分の感情をコントロールする機能などの情動・動機づけ機能も前頭連合野の働きである。他人がどのように思っているか、協調や共同作業にかかせない他者のこころの状態を推し量る能力も前頭連合野の働きである。日本人の好きな「気合い」も、前頭連合野がしっかりと働いている時にこそ出せる能力であり、前頭連合野の働きが低下した状態では気合いも入らない。前頭連合野は、下位脳の活動を抑制することで、その働きを適切なレベルに調整している。情緒中枢である大脳辺縁系も前頭連合野から抑制的な調節を受け、前頭連合野の働きが低下すると情緒的に不安定になり、切れやすく涙もろくなる。前頭連合野には、注意を維持する働きもあり、睡眠障害や睡眠不足は、注意の維持を強く障害し事故のリスクを極端に増大させる。

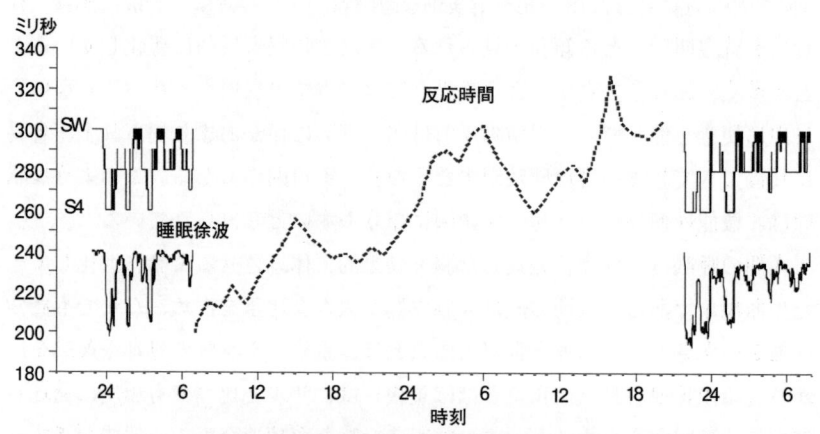

図3　断眠中の単純反応時間の変化と断眠前夜と
　　　断眠後回復夜での睡眠経過と睡眠徐波の出現量

図3は、明かりが点灯すれば手元のボタンを押すという単純作業を、十分に眠った後の起床後からほぼ40時間連続して男子学生に行わせた結果である。起床直後の反応時間は0.2秒程度だが、本来就寝している時間帯の午前4時前後では0.3秒程度まで遅延し、明かりがついたという情報の脳内処理とボタンを押すという脳からの命令で指が動くまで、50%近く延長している。30分ごとの5分程度の単純作業は、脳にそれほど負担をかけるものではないが、長時間覚醒を持続したことで脳は疲労し、脳内の情報処理機能が低下した結果である。長時間覚醒し持続的に単純作業を行った後の回復夜では、脳の疲労を回復するために睡眠時間が延長し睡眠徐波が増え深い睡眠が増加している。単に覚醒していても脳が疲労すること、睡眠が脳の疲労回復の役割を担っていること、これらのことは断眠と単純なボタン押し作業の経過を睡眠とともに観察するとよく理解できる。睡眠負債が累積し覚醒中に強い眠気や居眠りが混入しやすい状態で、ヒューマンエラーが起こりやすくなる現象も、長時間覚醒が持続するとボタン押しという単純作業で遅延が生じる上記の現象とほぼ類似する。作業中の居眠りの混入も単純作業を行っている場合に多く、運転中の居眠り事故も複雑な運転動作を行っていない時の方が多くなる傾向がある。

　睡眠は、記憶や学習とも密接に関係する。夜間睡眠が分断され日中に強い眠気が混入する睡眠呼吸障害の患者では、記憶が障害されるとすることが数多く報告されている。睡眠不足や睡眠障害により発生する眠気の多くは、覚醒への睡眠（主にノンレム睡眠）の混入である。ノンレム睡眠には、不必要な記憶を消去し、あるいは強度を低減し、精神性ストレスを消去する役割が本来存在する。ベンゾジアゼピン系睡眠導入剤、非ベンゾジアゼピン系睡眠導入剤の服用による副作用の一つである一過性の前向性健忘は、この現象の一例である。また、入眠期の記憶定着についての実験から、入眠数分前の記憶は、わずかでも眠ると大幅に欠落すること、10分以上眠ってしまうと完全に消去されることも判明している。ノンレム睡眠が記憶を消去すること、あるいは記憶の定着を妨害することは、不眠や不適切な睡眠習慣により睡眠が不足した状態では覚醒時の記憶の障害を引き起こすとの疫学的研究の報告によっても確認されている［Roth, T., *Sleep*, 1999］。すなわち、覚醒へ睡眠が混入すると前頭連合野で記憶をつかさどるワーキングメモリの機能が低下す

る。そのため、短期記憶（60秒くらいまで保持される記憶）や近時記憶（意識的に記銘〈情報化〉をし再生が可能な記憶。情報を取り込んでから再生するまで数分、数時間以上の間隔があり、その間に意識が他に振り替られるなどの外的な干渉があった後でも再生される記憶や、一端意識から消えた後に再生される記憶）が消去されやすく、記憶の連続性が失われたり記憶強度が低下しやすい。ワーキングメモリには、学習した記憶を引き出す機能もあり、眠気の混入が多いと記憶の引き出しにも障害が生じる。レム睡眠時には、記憶の整理や記憶強度と関係した必要な記憶の固定、記憶を引き出すための索引の作成が行われているものと想定されている［Stickgold. R., *Sleep*, 2005］。睡眠が不足し覚醒時に強い眠気が混入すると、記憶の消失や連続性の低下、記憶強度の減弱が生じ、レム睡眠中に記憶として固定されにくく学習が成立しない。さらに、睡眠が不足した状態での睡眠では、脳を休息させるためにノンレム睡眠が優先的に出現し、そのためレム睡眠が減少し、睡眠中に記憶の固定過程が十全に働かなくなる。

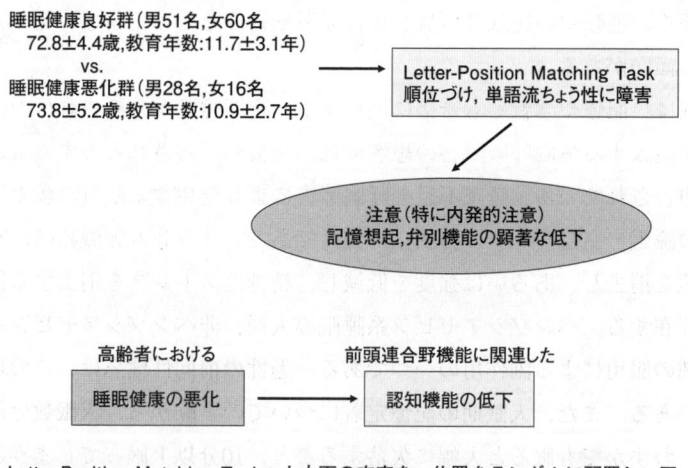

Letter-Position Matching Task：上中下の文字を、位置をランダムに配置し、正しい位置に文字がある場合のみ○を付ける課題。弁別機能を測定できる。

図4　睡眠健康の悪化した高齢者では認知機能が低下する

睡眠障害や不適切な睡眠習慣による睡眠不足や睡眠健康の悪化は、高齢者の認知機能にも影響する。図4に示すように、郡部に居住する教育年数がほぼ等しい高齢者155名を、睡眠健康の状態により2群に分けて認知機能を検査すると、睡眠健康が悪化した群では注意、記憶想起、弁別機能の明瞭な低下がみられている。また、若年者に36時間断眠し短期記憶テストを施行した場合、テストの正解に対する自信度や連想記憶の想起能力が、高齢者のスコアまで低下するとの報告もある［Harrison, Y., *Sleep*, 2000］。さらに、不眠を訴える高齢では、社会に対する協調性の低下や自己の生活に関する満足度などの意欲が低下する［白川ら、『精神保健研究』、1999］。これらのことは、睡眠の状態が悪化した高齢者では、前頭連合野の働きが低下し、良好な生活が送りにくくなっていることを示している。睡眠は前頭連合野の働き全般を維持し、良好な脳の働きを保全する上で重要な役割を担っており、生活の喜びに直結する生命現象であることを証拠だてる研究報告は多い。

(白川修一郎)

参考文献

堀 忠雄：快適睡眠のすすめ，岩波新書，2000.

藤井留美：ヒトはなぜ人生の3分の1も眠るのか？―脳と体がよみがえる！「睡眠学」のABC，講談社，2000.（W. C. Dement: *The Promise of Sleep*, Simon & Schuster Audio, New York, 2000.）

白川修一郎（編）：睡眠とメンタルヘルス，ゆまに書房，2006.

Kryger, M. H., Roth, T. & Dement, W. C. (eds.)：*Principles and practice of sleep medicine*. Fourth Edition, p. 95, Elsevier Saunders, Philadelphia, 2005.

図版出典

表1　Zepelin, H., Siegel, J. M., Tobler, I. : Mammalian sleep. In: *Principles and practice of sleep medicine. Fourth Edition* (Kryger, M. H., Roth, T. & Dement, W. C. eds.), p. 95, Elsevier Saunders, Philadelphia, 2005.

Contents

はじめに　3
睡眠改善学総論　5

第1章　睡眠中の生命現象　21
1　睡眠中の生理的変化　22
2　睡眠中の心理的体験　28

第2章　睡眠と生体リズム　33
1　はじめに　34
2　生体リズムとは　36
3　概日リズム　37
4　生体時計（生物時計）の所在　38
5　概日リズムと光　39
6　内的脱同調と外的脱同調　42
7　砂時計型メカニズムとの統合　45
8　生体リズムの発達　46
9　生体リズムの障害　48
10　予防的介入について　49

【事例紹介1】
テアニンの睡眠改善効果　52
塩酸ジフェンヒドラミンの睡眠改善に関する臨床試験結果について　54

第3章　睡眠環境　57
1　はじめに　58
2　睡眠と温熱環境　58
3　睡眠と環境音　60
4　睡眠と光環境　61

5　寝装具と睡眠　63
　6　睡眠と寝室の空気(アレルギー性疾患と香り)　64
　7　香りと睡眠　65
　8　入浴と睡眠　65
　9　嗜好品と睡眠　66

【事例紹介2】
　機能的マットレス開発への睡眠改善学の応用事例　68
　枕の開発研究における事例紹介　70

第4章　運動と睡眠　73

　1　はじめに　74
　2　運動の生理学　74
　3　運動と生体リズム　75
　4　運動と睡眠　76

第5章　子どもの教育と睡眠　79
　　　　──基本的な生活習慣と自己管理能力を育む

　1　子ども達をとりまく生活環境と生活の自己管理能力育成　80
　2　子ども達の睡眠習慣と生活実態　80
　3　小学生から大学生までの生活実態(1996～1998年調査)　84
　4　子ども達の心身の疲労実態　86
　5　児童・生徒の学校生活の様子　87
　6　児童の生活習慣と学力および重心動揺　90
　7　まとめ　92

【事例紹介3】
　睡眠の改善を目的とした機能的なパジャマの開発　94
　寝室環境制御による睡眠の質に対する改善技術　96

第6章 社会と睡眠　99
1 はじめに　100
2 交代制夜勤と健康状態　100
3 体温リズムと睡眠　102
4 居眠りの発生予測　104
5 居眠り事故の発生と生体リズム　106
6 居眠り事故の防止対策　108

【事例紹介4】
寝具販売の現場レポート　112

第7章 睡眠障害　117
1 はじめに　118
2 不眠症　119
3 睡眠呼吸障害　121
4 周期性四肢運動障害、むずむず脚症候群　123
5 過眠（ナルコレプシー、特発性過眠症）　123
6 概日リズム睡眠障害　125
7 女性に特有の睡眠障害　126
8 子どもの睡眠障害　128

第8章 睡眠の評価法　133
1 はじめに　134
2 睡眠日誌とその評価　134
3 睡眠健康、睡眠習慣の全般的評価　135
4 一晩の睡眠状態の心理的評価　138
5 日中の過度の眠気の心理的評価　140
6 睡眠覚醒リズムの評価　142

第9章 睡眠相談技術　145
1 睡眠相談における注意事項　146

2　睡眠相談のスキル　　147
　　3　睡眠健康維持のチェックポイント　　149
　　4　睡眠生活習慣のチェック技法　　152
　　5　睡眠改善のための生活評価技法　　159

第10章　睡眠改善技術
――地域・教育現場におけるスリープマネージメントの実践　　163

　　1　生活課題としての睡眠改善　　164
　　2　高齢者の睡眠と健康　　164
　　　　――加齢にともなう個人差の増大とライフスタイルの見直し
　　3　沖縄の元気高齢者に学ぶ　　167
　　4　短時間の昼寝は認知症予防にも有効　　167
　　5　短期集中型の睡眠健康教室　　169
　　　　――短い昼寝と夕方の軽い運動の習慣づけの効果
　　6　非薬物療法の重要性　　172
　　　　――認知・行動学的介入と自己調節法の普及
　　7　ぐっすり・すっきり宣言　　175
　　　　――睡眠健康活動のシステム化への試み
　　8　睡眠健康改善支援ツールの提供、人材の活用　　179
　　9　生徒の睡眠マネージメントのポイント　　180
　　10　遅刻・欠席日数の増加、不登校への対応と実践例　　185
　　11　睡眠改善技術の普及についてのこれからの課題　　187

【睡眠改善Q&A】クライアントからの質問とその回答例　　190

【用語索引】　　200

第1章
睡眠中の生命現象

・この章のポイント

　本章は、睡眠中に起こる生理的な変化と、心理的現象について解説する。睡眠中には、特に脳波に大きな変化が見られ、眼球運動や筋電位にも変化が見られる。これら3つの指標を同時に記録する睡眠ポリグラム（PSG）を用いて睡眠段階を判定すると、睡眠は睡眠段階1～4のノンレム睡眠と、レム睡眠の5段階に分類することができる。さらに、睡眠中には体温や自律神経系活動、内分泌機能も覚醒中とは異なる変化を示す。一方、夢見体験は、睡眠中の心理的現象として最も頻回に現れるものであるが、入眠期にも夢と良く似た体験である入眠時心像が現れる。さらに睡眠中に特徴的な心理的体験として、金縛りや、眠ったと感じる睡眠感についても取り上げる。

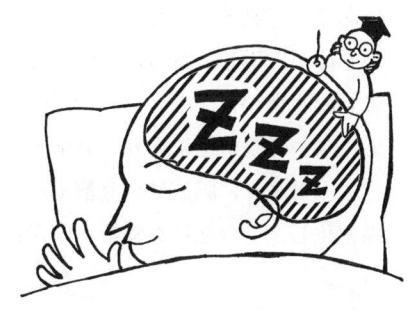

1 睡眠中の生理的変化

(1) 覚醒水準と脳波活動

脳波 (electroencephalogram: EEG) は、脳波計を用いて活動している脳の電気変動を記録したものである。目を閉じて安静にしていると、頭頂部から後頭部にかけて脳波に α 波(アルファ)が出現する。α 波は、周波数が約10Hz（定義上は 8 〜 13Hz）の律動的な脳波であり、1 個の波の長さ

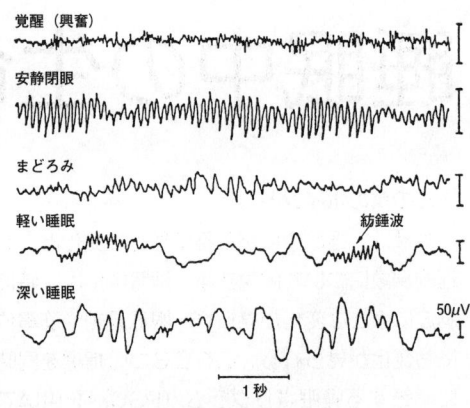

図1 ヒトの覚醒水準と脳波 [Penfield & Jasper, 1954]

は、およそ0.1秒である（図1）。α 波は目を開けると減衰するが、目を閉じていても緊張が非常に高い場合や、暗算などの精神作業を行っている場合にも減衰する。このようなときは、低振幅で、周波数が14Hz以上の速波である β 波(ベータ)が出現している。

一方、目を閉じている間に眠くなり、覚醒水準が低下した場合でも α 波は減衰する。α 波が消失する頃から目は自分の意思とは無関係にゆっくりとした振り子運動を開始する。これを緩徐眼球運動 (slow eye movement: SEM) と呼ぶ。後述するように、この時期には外部刺激に対する応答性は保たれていることから、眠ったという自覚は少ないが、目が振り子運動を起こしていることから、覚醒しているとも言えない。つまり、半覚半睡の状態にあると考えることができる。α 波が消失してしばらくすると、4 〜 7 Hz の θ 波(シータ)が出現し、さらに、頭頂部を中心に鋭波が頻発するようになる。さらに覚醒水準が低下し、2 Hz 以下で高振幅の δ 波(デルタ)が出現すると、被験者はすでに深い睡眠状態にあり、名前を呼んでもなかなか目覚めなくなっている。

以上のように脳波は、覚醒水準が上昇するほど周波数が上がるとともに低振幅化し、その逆に、覚醒水準が低下するほど周波数が下がり、高振幅化する。

(2) 睡眠段階と睡眠経過

睡眠段階 睡眠の深さとともに脳波が変化するという事実に基づいて、睡眠段階の国際判定基準が策定された［Rechtschaffen & Kales, 1968］。睡眠段階の判定には、中心部（Central: C）の脳波（EEG）、眼球運動（electro-oculogram: EOG）、あごのオトガイ筋の筋電図（electromyogram: EMG）の3つの指標を同時に記録することが必要とされ、これを睡眠ポリグラム（polysomnogram: PSG）と呼ぶ。なお、「polysomnogram」という言葉は、複数の図という意味の「polygram」に、睡眠を意味する「somno」という言葉をつけた造語である。

睡眠ポリグラムは、20秒ないし30秒区間ごとに判定される。α波が出現していれば覚醒、α波が消失していれば睡眠段階1と判定される。しかし、入眠期には、α波が出現している箇所とα波が消失している箇所が混在するため、20～30秒間の判定区間のうち、α波の出現率が50％以上を占めていれば覚醒、50％未満の場合は睡眠段階1と判定する。睡眠段階1の最中には、θ波が出現するが、これは睡眠段階の判定には用いない。

紡錘波（spindle）とK複合波（K-complex）が出現する区間を睡眠段階2と判定する。周波数が0.5～2Hz、振幅が75μV以上のδ波が判定区間の20％以上を占めると睡眠段階3、50％以上を占めると睡眠段階4と判定される。睡眠段階3と4は、δ波（徐波）の出現量によって判定するため、両方を合わせて徐波睡眠（slow wave sleep: SWS）とも呼ばれている。一般に、睡眠段階1と2が浅睡眠、睡眠段階3と4は深睡眠と考えることができる。

一方、入眠から約1時間経過した頃、脳波は睡眠段階1の状態にあるが、骨格筋の緊張が著しく低下し、オトガイ筋の筋電位は一晩のうちの最低水準にまで低下する。さらに、速い眼球運動（rapid eye movement：REM）が散発して認められるようになる。この区間がレム（REM）睡眠である。レム睡眠に対して、睡眠段階1から4はノンレム（Non-REM：NREM）睡眠と呼ばれている。脳波だけでは睡眠段階1とレム睡眠を区別することができないため、睡眠ポリグラムでは、脳波のほかに眼球運動と筋電位の測定が不可欠となる。

睡眠の経過 通常、睡眠は睡眠段階1から開始し、睡眠段階2～4を経てレム睡眠が出現する。ノンレム睡眠とレム睡眠は周期的に交代して出現し、

1回のノンレム睡眠とレム睡眠を合わせると、その長さは、約90分になる。これは睡眠周期 (sleep cycle) と呼ばれ、一晩のうち、4〜5回出現する (図2)。

徐波睡眠(睡眠段階3と4) は、睡眠の前半に集中して出現し、その出現率は、最初の3時間 (第2睡眠周期まで) で一晩のうち

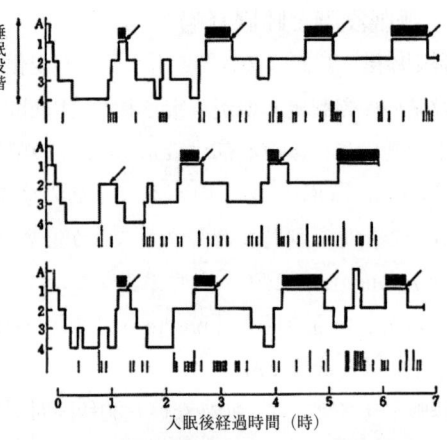

図2　3例の睡眠経過図 [Dement & Kleitman, 1957]

の80〜90％に達する。これに対して、睡眠の後半では、主として睡眠段階2とレム睡眠が多く出現するようになる。レム睡眠の出現量は、後述する体温の概日リズムと関係しており、早朝の最低体温付近ではレム睡眠の出現量は最大になる。

一晩のうち、それぞれの睡眠段階が占める割合は、年齢によっても多少異なるが、成人ではおおよそ睡眠段階1が5％、睡眠段階2が50％、徐波睡眠 (睡眠段階3＋4) が20％、レム睡眠が25％程度である。

(3) 体温と睡眠

深部体温　体の深部体温は、24時間周期の概日リズムを示す。深部体温を測定する方法としては、肛門から約10cmの位置まで温度センサを挿入し、直腸温を測定する方法が一般的である。個人差もあるが、深部体温は午前4〜5時頃に最低、午後7〜8時頃に最高となる (図3)。この深部体温のリズムは、睡眠の発現と強く関連している。図3に示されているように、最高体温付近では、覚醒度も高く、眠ろうとしてもほとんど眠れない。午後9時以降、深部体温は徐々に低下するが、睡眠の開始とともに、さらに急速に低下していく。後述するように、徐波睡眠中には、温熱性の発汗が高まり、さらに深部体温が低下することになる。深部体温は、夜間睡眠の中間付近で最低となり、その後、徐々に上昇していく。最低体温時からおよそ2〜3時間経過すると、我々が普段、起床している時刻になる。一方、レム睡眠の長さ

も、深部体温の概日リズムと関連しており、体温が高いとレム睡眠の出現時間は短くなり、体温が低いと長くなる。

皮膚温 乳幼児が眠くなると手が温かくなる現象はよく知られている。手の皮膚温は、入眠期に約1.5℃上昇する。しかし、皮膚温が上昇しても深部体温が上昇しているわけではない。入眠期には、手足の皮膚の血管が拡張することにより放熱が盛んになる。このような放熱作用は、徐波睡眠中に発汗が起こることと同様、深部体温を低下させるのに有効な方略である。

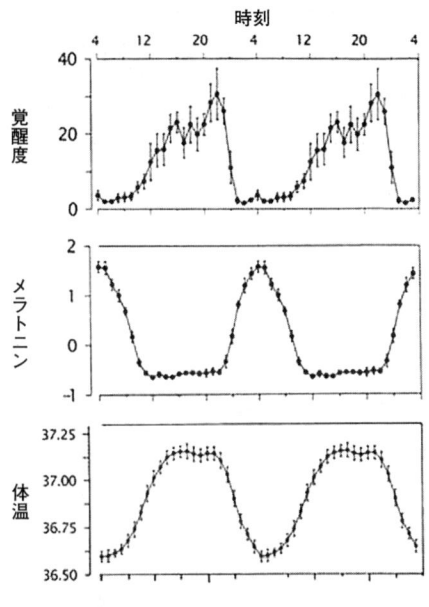

図3 覚醒度、メラトニン、体温の概日リズム [Dijk & Edgar, 1999]

寝つきをよくするための方法として、「頭寒足熱」という言葉が使われることがあるが、これは、頭を冷やすことで脳温（深部体温）を下げることと、手足を温めて心身の末梢の血管を拡張し放熱を盛んにすること、という理にかなった方略である。なお、冬になると体が冷えて眠れないので、就寝直前にお風呂に入るという人がいるが、体がすっかり温まるまでお風呂に浸かっていると深部体温が上昇してしまい、入眠が妨害される。しかし、体が冷え切って皮膚温が低いままだと、手足の血管が収縮したままであり身体末梢の放熱が起こらない。したがって就寝直前にお風呂に入る場合は、ぬるま湯にして体表面を温める程度にすることが大切である。

(4) 自律神経活動

自律神経活動は、睡眠中に副交感神経活動が優位となるため、特にノンレム睡眠では、心臓血管系は落ち着き、体温や代謝も低下する。しかし、レム睡眠中は一転し、交感神経活動が活発になる。心拍数や呼吸数が激しく動揺するため、「自律神経系の嵐」とも呼ばれている。

心拍（脈拍） 心拍数は、入眠とともに減少していく。第2〜3睡眠周期のノンレム睡眠中に最低となり、それ以降は、上昇していく（図4）。このような変化は、体温や心拍数の概日リズムを反映している。しか

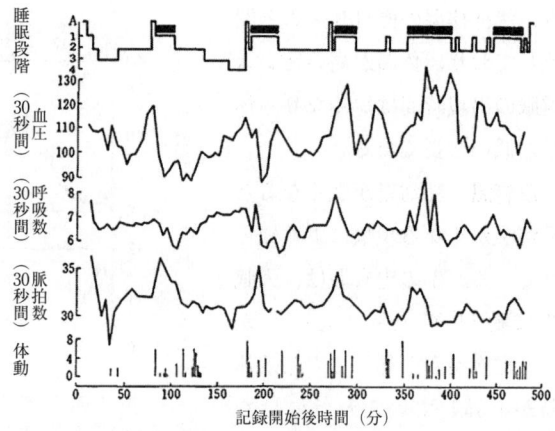

図4 夜間睡眠中の収縮期血圧、呼吸数、脈拍数[Synder, et al., 1964]

し、レム睡眠中には、心拍数が増加する。その前後のノンレム睡眠よりも約10拍高く、1分間当たりの拍動数が不規則になる。

血圧 血圧も入眠とともに低下し、睡眠の後半で上昇、朝方に最も高くなるという日内リズムを示す。心拍と同様、レム睡眠中にも収縮期血圧が4〜5mmHg上昇し、そのバラツキも大きくなるが、このようなバラツキは、睡眠後半のレム睡眠で著しく高くなる。

呼吸 睡眠中の呼吸数は、1分間あたり、およそ10〜20回であり、心拍数の変動に比べると比較的安定している。呼吸運動は、覚醒中には腹部優勢であるが、入眠とともに胸部が優勢となり、やがて睡眠段階2以降のノンレム睡眠中に規則的になる。しかし、レム睡眠中には、心拍や血圧の変動と同様、変動が大きくなり不規則になる。レム睡眠中の呼吸数は、ノンレム睡眠よりも10〜20％増加する。

発汗 発汗は、精神性発汗と、温熱性発汗に分けられる。精神性発汗は、緊張しているときや興奮しているときに、手のひらと足の裏で生じる。温熱性発汗は、暑さにともなって手のひらと足の裏を除く全身の皮膚で生じる。睡眠中には精神性発汗は起こらないため、手のひらや足の裏では発汗が生じないが、温熱性発汗は睡眠中にも発生し、入眠とともに手の甲や胸部で活発になる。睡眠中の温熱性発汗は、大脳皮質からの抑制解除により発生するため、徐波睡眠中にもっとも活発化する。逆に、レム睡眠中には、著しく減少する。

陰茎勃起 男性では、平均してレム睡眠の開始2.5分前から陰茎が勃起し、レム睡眠終了の40秒前から萎縮し始める。この現象は、乳幼児や高齢者でも認められ、夢の内容とは無関係に起こる。神経系や血管系の器質的障害がある場合には、勃起は起こらない。機能性のインポテンツの場合には、レム睡眠中に陰茎勃起が起こるため、これを利用することによって器質性インポテンツと機能性インポテンツを鑑別することができる。女性でも、類似の現象があり、レム睡眠中に陰核が膨大し、膣収縮が起こる。

(5) 内分泌機能

内分泌機能の分析には、血中ホルモン濃度を測定する方法が用いられる。ホルモンは、生体の恒常性維持機構の中で、重要な役割を果たしている。

成長ホルモン 脳下垂体前葉から分泌される成長ホルモンは、成長作用と、タンパク質合成を促進する同化作用があり、体の成長や修復、疲労回復に重要な役割を果たしている。血中の成長ホルモン濃度は、第1睡眠周期の徐波睡眠期に最大の分泌量を示す（図

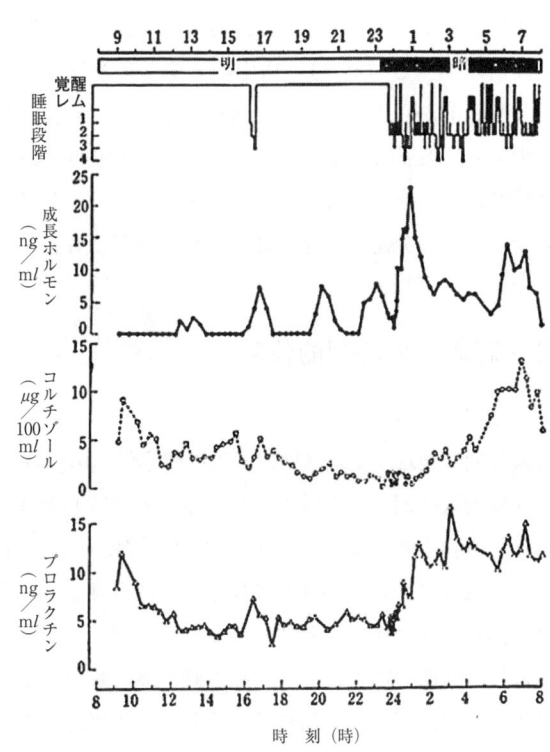

図5 成長ホルモン、コルチゾール、プロラクチンの血漿濃度の変化 [高橋、1994]

5）。最初の徐波睡眠の出現が、成長ホルモン分泌の契機となっていると考えられている。

コルチゾール 副腎皮質から分泌されるコルチゾールは、血糖値の維持に

重要な役割を果たしており、肝臓において糖新生を促進する。さらに、抗炎症作用も持っている。ストレスにさらされると、副腎皮質刺激ホルモン（ACTH）が迅速に合成され、脳下垂体前葉から分泌される。ACTHの影響によって、コルチゾールも分泌が増大するため、ACTHやコルチゾールは、しばしば、ストレスの指標として測定されている。コルチゾールは、血中に放出されるが、唾液中にも放出されるため、比較的簡便に測定することができる。コルチゾールは、成長ホルモンの分泌とは違い、睡眠の初期に最低値を示し、睡眠の後半に向かって分泌量が増大し、朝の起床前後で最大となる。

　メラトニン　松果体から分泌されるメラトニンには、概日リズムを調整する作用がある。メラトニンは、明瞭な概日リズムを示し、日中には抑制され、夜間に増加する（**図3**）。血中のメラトニン分泌は、習慣的な入眠時刻の1～2時間前から上昇し始め、最低体温の約1時間前に最大値に達し、その後減少する。夜間でも100ルクス程度の室内照明があると、メラトニン分泌は抑制される。断眠中でも夜間にはメラトニンが分泌されること、昼寝中にはメラトニンが分泌されないことから、睡眠依存性はないと考えられている。

2　睡眠中の心理的体験

(1)　入眠時心像

　入眠期に現れる意識状態に、入眠時心像（hypnagogic imagery）がある。これは入眠時幻覚とも呼ばれている。入眠時心像は、その大半が視覚心像であり、色彩や幾何学模様、人物や静的物体、風景や複雑な場面などが出現する。少数ながら聴覚心像や身体感覚心像も存在し、音や声が聞こえたり、自分の体が浮き上がったり沈んだりするのが感じられることもある。このように入眠時心像の内容は、レム睡眠時の夢と類似しているが、レム睡眠時の夢に比べ、感情が平坦で情動性に乏しく、現実感が強い。このことから入眠時心像の内容は、レム睡眠時の夢のような夢様（dream-like）体験というよりもむしろ、生活様（life-like）体験であると考えられている。

(2) 夢

レム睡眠の最中に被験者を起こすと約80％の高確率で夢体験が得られる（**表1**）。レム睡眠中は、急速眼球運動がほとんど見られない時期と、頻発する時期が存在するが、特に急速眼球運動が頻発する時期に起こすと夢を見ていたという報告率が高くなり、夢内容の明晰度も高くなる。一方、ノンレム睡眠中に起こした場合には、夢の報告率は研究者によって大きなバラツキがある（**表1**）。レム睡眠中の夢は、生々しく奇怪な夢様（dream-like）体験であり、大半が視覚映像をともなう夢らしい夢である。しかし、ノンレム睡眠中の夢は、断片的で思考的（thought-like）夢が大半を占め、ほとんど視覚映像をともなわない。ノンレム睡眠の夢の報告率に差があるのは、このような思考的体験を夢とみなすかどうかによる。

研究者	参加者数	覚醒回数	再生率（%）レム睡眠	再生率（%）ノンレム睡眠
Cavallero et al.	50	100	93	77
Dement	10	70	88	0
Rechtschaffen et al.	17	282	86	23
Orlinsky	25	908	86	42
Wolpert	8	88	85	24
Wolpert & Trosman	10	91	85	0
大熊	19	200	84	22
Foulkes	8	244	82	54
藤沢	10	7	80	50
Dement & Kleitman	9	351	79	7
Klemente	9	57	75	12
Aserinsky & Kleitman	10	50	74	7
Snyder & Hobson	10	320	72	13
Goodenough et al.	16	190	69	34
Snyder	16	237	62	13
Jouvet et al.	4	50	60	3

表1　レム睡眠とノンレム睡眠の夢の再生率 [堀, 1999]

(3) 金縛り

およそ40％の人に金縛り経験が見られる。金縛りの特徴は、動けない、しゃべれない、不安感または恐怖感がある、胸の上に何かが乗っている感じ、誰かがいるような気配などである。金縛りは、疲れや心理的ストレス、生活が不規則なときに起こりやすい。これらの要因は、睡眠を中断させやすくする。通常、睡眠はノンレム睡眠から開始するが、レム睡眠がはじまる直前や直後に睡眠が中断すると、ふたたび眠りにつくときにレム睡眠から開始する場合がある。とくに明け方の最低体温付近は、レム睡眠が長時間持続して出

現するため、レム睡眠から開始しやすくなる。中途覚醒の直後であるため、意識が鮮明である。実際、金縛りの最中の睡眠ポリグラムを見ると、脳波にα波が連続して現れており、極めて覚醒に近い状態にあることがわかる。しかし、レム睡眠に特有の筋弛緩が起こっているため体が動けず、金縛り状態になっている。金縛り状態を感知することができるほど覚醒度が高く保たれているため、危機感や急性の不安が起こり、これが恐怖感をともなう入眠時幻覚を発生させ、さらに不快感を強めることになる。しかし、レム睡眠が終了し、ノンレム睡眠が始まるとこのような症状は消える。非常に強い情動体験をともなうため、起床したあとも鮮明に記憶に残る。

(4) 睡眠感

　眠ったという感覚を睡眠感と呼ぶ。睡眠感は、睡眠段階1では40％程度しか発生しないが、睡眠段階2では70〜85％に達する。しかし、入眠後、最初に睡眠紡錘波が出現した直後では、「眠っていた」という反応は、25〜40％程度であることから、睡眠感の発生には、睡眠段階2が一定時間持続することが必要であると考えられている。特に、不眠症患者では、入眠潜時を長く見積もる傾向にあり、睡眠感が生じるためには睡眠段階2が安定して10分以上出現することが必要である。

（林　光緒）

参考文献

鳥居鎮夫(編)：睡眠環境学，朝倉書店，1999．
大熊輝雄：臨床脳波学，医学書院，1999．
日本睡眠学会(編)：睡眠学ハンドブック，朝倉書店，1994．

図版出典

図1　Penfield, W. & Jasper, H.: *Epilepsy and the functional anatomy of the human brain*, p.84, Little, Brown, Boston, 1954.

図2　Dement, W. & Kleitman, N.: Cyclic variation in EGG during sleep and their relation to eye movements, body motility and dreaming. *Electroencephalography Clinical Neurophysiology*, 9: 673-690, 1957.

図3　Dijk, D-J & Edgar, D.M.: Circadian and homeostatic control of wakefulness and sleep. *Regulation of sleep and circadian rhythms*. (Turek, F.W. & Zee, P.C. eds.), Marcel Dekker, New York, p.138, 1999.

図4　Snyder, F., et al.: Changes in respiration heart rate and systolic blood pressure in human sleep. *Journal of Applied Physiology*, 19: 417-422, 1964.

図5　高橋康郎：(日本睡眠学会編)、睡眠学ハンドブック，朝倉書店，p.54, 1994.

表1　堀 忠雄：(鳥居鎮夫編)、睡眠環境学，朝倉書店，p.16, 1999.

第2章
睡眠と生体リズム

・この章のポイント

　「何時間眠るのが理想的か」とは、睡眠研究にたずさわる者が常に聞かれる質問である。この質問の背景には、睡眠に一定の「必要量」があり、その「必要量」を満たすことが健康につながり、それに満たない場合には不健康を招くという考えがあると思われる。しかし、睡眠は生体時計の活動を背景として生じる生体リズム現象のひとつであり、単に量的に十分か否かでは、理解不可能な現象である。この章では生体リズムに関する基本的な知識を紹介する。快眠や健康的な覚醒を得るための睡眠改善学の応用を学ぶためには、基礎となる必須学習事項である。

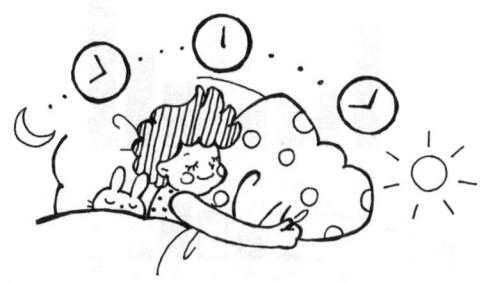

1 はじめに

「私は、いつでも眠ることができます」と誇らしげに言う人がいる。また、「眠りは体にとって大切な休息なので、8時間以上、眠ることを心がけている」という人も少なくないだろう。また、多くの人が、夜更かしをして睡眠時間が足りないときに翌日に昼寝をしたり、平日の睡眠不足を補おうと週末は昼頃まで眠ったりしている。こうした行動の背景には、睡眠には必要量があって、それ以上とらないと健康に差し障りがあるという考えや、睡眠の不足分は改めて眠ったときに取り返せるという「引き算と足し算の関係」にあるという考えがあるのではないだろうか?

では、徹夜をした翌日には、2日分眠るのだろうか。徹夜の経験がある人ならば、普段より長く眠るが、決してその長さは2倍にまでは到達しないことを知っているだろう。断眠(眠らない状態を続ける)のギネス記録は1964年にアメリカの17歳の高校生ランディ・ガードナー(Randy Gardner)が行った264時間12分(11日間)である。ガードナーは、断眠中、様々な障害を示したが、その後、11日分ではなく、ほぼ2日分にしかならない14時間40分眠った後は、何の障害も示さなかったのである。これらの事実は「不足した量と同じ量の眠りを後で補う」という考え方は必ずしも支持されない事を示している。(現在では、健康上好ましくないという理由から断眠の記録はギネス記録から抹消されている。また、2007年5月にこの記録より長い266時間の断眠がイギリスの Tony Wright により行われた。)

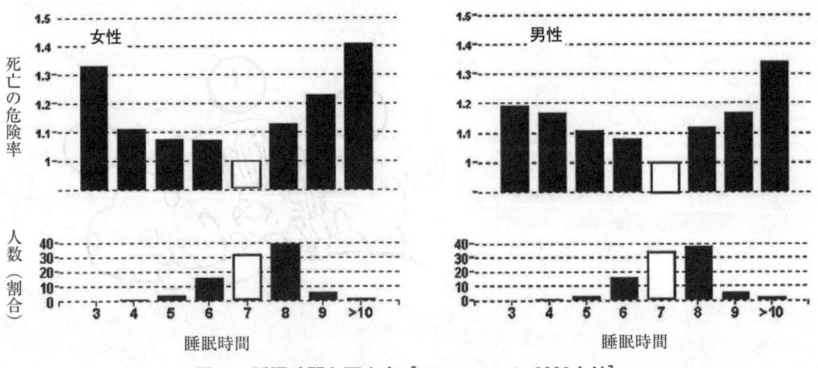

図1 睡眠時間と死亡率 [Kripke, et al., 2002より]

図1は、Kripkeら［2002］の大規模な疫学調査に基づく習慣的な睡眠時間と死亡に対する危険率との間の関係である。このグラフから分かるように睡眠時間が短い場合だけでなく、長い場合にも死亡に対する危険率が増加する。睡眠時間が短い場合に死亡に対する危険率が高くなるということは、一般常識的にも受け入れやすいが、睡眠を長くとっている場合にも死亡に対する危険率が高くなるという結果は、なかなか受け入れがたいのではないだろうか。実際、この研究は1979年にKripke自身が行った研究のいわば追試であるが、当時も長い睡眠時間と致死率との関係について、多くの疑義が示された。そこで、新たなこの研究は統計的により洗練され、睡眠時間の影響のみを抽出する方法がとられた。また、このように、睡眠時間が長い場合に死亡率に悪影響があるという結果はKripkeらの研究でだけ得られているのではなく、他の多くの研究でも同様の結果が示されている。

図2 睡眠のパターンと日中の症状（値が大きいほど症状が重い）

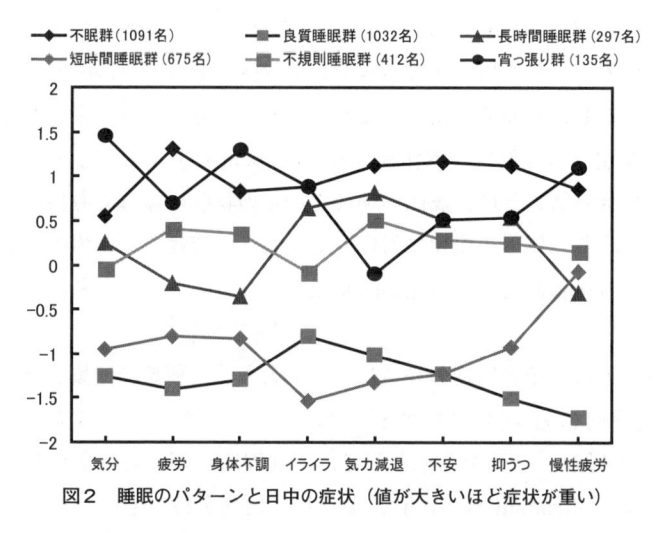

図2は、社会人3,642人を対象とした睡眠パターンと日中の様々な症状の間の関連についての調査結果を示している。この中で「短時間睡眠群」と「長時間睡眠群」とを比較すると日中の症状は、「短時間睡眠群」で弱く、眠りの優等生とも言える「良質睡眠群」とほとんど変わらないのに対して、「長時間睡眠群」では、全般的に症状の訴えが強く、特に「イライラ」「気力減退」「不安」「抑うつ」などの精神症状の訴えが強い。この結果からも睡眠を量的に多く（つまり長く）とるということが健康に必ずしも結びついてはい

ないことが分かる。

　以上の事実は、睡眠が単に量的に多いことが必ずしも良いことではないということと、睡眠が少ない時は補い、多い時は次は少なくても良いというような、足し算引き算の考え方では理解できないことを表している。睡眠という現象を理解するためには、睡眠と覚醒という状態が生体時計によって駆動される生体リズムの支配下にあるリズム現象であることを知る必要がある。

2　生体リズムとは

　われわれヒトを含めた生物には、その状態を周期的に変化させる傾向、つまりリズムが存在する。睡眠と覚醒は、24時間を通して考えれば、意識水準を24時間の周期で変化させている現象であると考えられるし、我々の体温も午後に高く、明け方に低くなり、0.5～1度の範囲で24時間の周期をもって変化している。それ以外に各種ホルモンも分泌量を24時間の周期で変化させている。しかし、周期的に変化する現象であっても、外界の環境変化に単純に依存して現れる現象は「生体リズム biological rhythms」と呼ぶことはできない。生体リズムとは、周囲の環境を一定の状態に保っても持続するものを指す。つまり、外界の変化に対応して生じるのではなく、体内にある時計機構、つまり生体時計（biological clock）に基づいて生み出される現象を指している。

　生体リズムは、その周期の長さによって大きく三種類に分類されている。周期が24時間に近いものを概日（サーカディアン）リズム（circadian rhythm）と呼び、それを基準として、より周期が短いものをウルトラディアンリズム（ultradian rhythm）、より長い周期を持つものをインフラディアンリズム（infradian rhythm）と呼ぶ。

　ウルトラディアンリズムには、約90分周期で出現するレム睡眠のリズムや、約2時間の周期で現れる日中の眠気のリズムや、24時間の2分の1の周期（12時間）で現れるサーカセミディアンリズム（circasemidian rhythm）などが知られている。

　また、インフラディアンリズムとしては、その周期の長さによって、約2日のサーカビディアンリズム（circabidian rhythm）、約1週間のサーカセ

プタンリズム（circaseptan rhythm）、約1ヶ月のサーカルナーリズム（circalunar rhythm）、約1年のサーカアニュアル（概年）リズム（circaannual

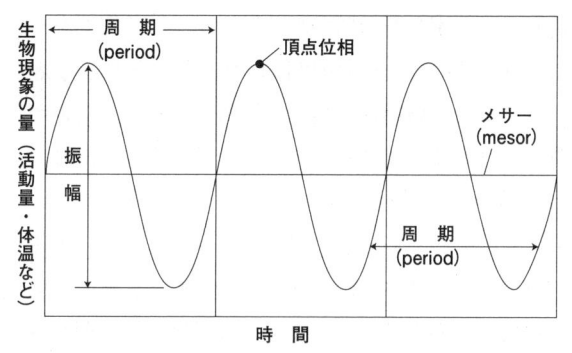

図3 周期現象のパラメータ［千葉, 1975］

rhythm）などが区別されている。

リズム現象は、周期（period）と位相（phase）と振幅（amplitude）という3つのパラメータによって記述される**（図3）**。周期現象の時間的長さを周期、一周期内のある時点を位相と呼び、最大値を示す時点を頂点位相（acrophase, peak time）、最大値から最小値までの幅を振幅と呼ぶ（ただし生体リズムではなく物理的なリズム現象では、振幅とは平均値からピークまでの値を指す）。

3 概日リズム

3つの概リズムの中で特によく調べられているのは、概日リズム（circadian rhythm）である。概日リズムとは、ラテン語のcirca（約）とdies（1日）からなる造語で、Halbergによって命名された。Halbergは、統計学的な配慮から、24時間±4時間、つまり20時間から28時間の周期を示すものを概日リズムとした。実際の計測値のほとんどは、この範囲内に収まるものの、この範囲を逸脱する場合もある。他の研究者は、周期による定義に加え、自律性、同調性、温度補償性などの諸性質を備えた内因性振動機構（生体時計）に支配されているものを概日リズムと考えている。

自律性とは、先に述べたように、環境の周期的な変化に対応して生じるのではなく、生物に内在する自律性の振動の表現であること、すなわち、周期

的な温度変化や照度の変化のない、いわゆる恒常環境下（constant condition）においてもリズムが継続して生じることを指す。恒常環境下において、生体は24時間から少しずれた周期で継続するが、この周期をフリーラン周期（free-run period）と呼び、その個体特有の周期であると考えられている。ヒトの場合、フリーラン周期は、通常24時間よりも少し長いが、動物種によっては、24時間よりも短いフリーラン周期を示すものもある。

　同調性とは、外界の周期的変化に対して生体リズムが同調（synchronization, entrainment）することを指す。先に述べたように、生体リズムとは、外界の周期的な変化（リズム）が存在しなくても、自律的に継続するリズムを指すが、いったん外界のリズムが提示された場合に、その外界のリズムに対して、自らを同調させようとする性質を持つ。このような性質を同調性と呼び、同調対象の環境要因を同調因子（Zeitgeber, synchronizer, entrainer）と呼ぶ。

　温度補償性（temperature compensation）とは、概日リズムの周期が温度の影響を受けないことを指す。化学反応をともなう生理現象の多くは温度に依存して、通常温度が10℃上昇するとその反応速度は2から3倍となる。ところが、概日リズムのフリーラン周期は温度変化の影響をほとんど受けない。これをフリーラン周期の温度補償性もしくは、温度不依存性（temperature independence）という。

4　生体時計（生物時計）の所在

　生体リズムを発現させている時計機構、すなわち生体時計はどこにあるのだろうか。動物実験において視床下部の内側基底部にある視交叉上核（suprachiasmatic nucleus: SCN）を破壊すると睡眠・覚醒を含む概日リズムが消失する。網膜からの光の情報は、通常の視覚情報経路とは別に視交叉上核に直接到達する経路が知られており、網膜視床下部路（retino-hypotalamic tract）と呼ばれている。視交叉上核が真の生体時計であると言うためには、視交叉上核の破壊だけでは不十分である。視交叉上核が真の生体時計からの単なる中継核である可能性が否定できないからである。ところが、視交叉上核を島のように脳の他の部位から切り離してしまった場合でも、視交叉上核

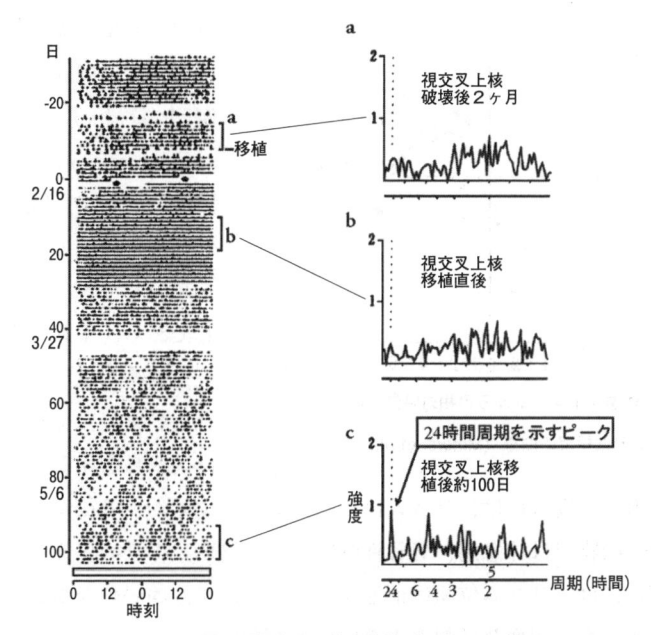

図4 視交叉上核の移植 [川村, 1985]

の中では神経活動の概日リズムが観察され、視交叉上核以外の脳部位では、概日リズムは消失した。また、視交叉上核を破壊され、概日リズムを消失したラットに、他のラットから視交叉上核を移植すると一度失った概日リズムが再開した。このような事実から、視交叉上核が生体時計の実体であることが証明されたのである（図4）。

5 概日リズムと光

同調性についての解説でも述べたとおり、概日リズムは外界の環境因子に同調をする。特に、外界の光は、概日リズムに対して強い影響を及ぼす。恒常暗の環境下でフリーランしている行動リズムを示す動物に光パルス（短時間の光照射）を行うとリズムの位相が変化する。位相変化の方向と大きさは、リズムのどの位相に光を照射したかによって異なる。これを概日リズムの位相反応（phase response）と言う。そして、光パルスを与えた位相（サーカディアン時：circadian time: CT, フリーラン時の周期を一日とした場合の

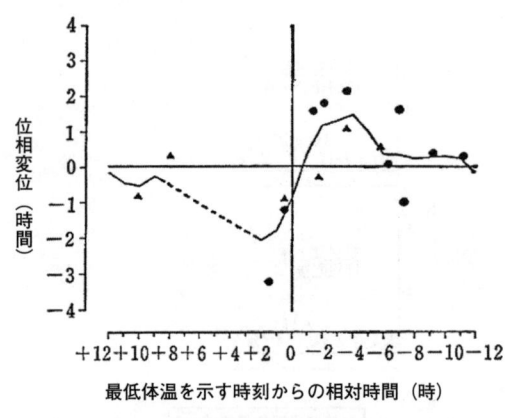

図5　ヒトの位相反応曲線　[Minors, et al., 1991]

時刻）と位相変化の方向と大きさの関係を表した図を位相反応曲線（phase response curve: PRC）と呼ぶ（**図5**）。位相反応曲線の形は、種を超越して驚くほど類似しており、主観的夜（夜行性動物では活動期、昼行性動物では休息期）の直前からなかごろまでに光パルスを当てた場合には、リズム位相は後退し、主観的夜の後半から主観的昼（夜行性動物では休息期、昼行性動物では活動期）の初めに光パルスを照射した場合には、リズム位相は前進する。また、主観的昼のなかごろに光パルスを与えても位相変化は起こらないことが多い。

ヒトは他の動物種と比較して、かなり強い光（2,000ルクス以上）でない

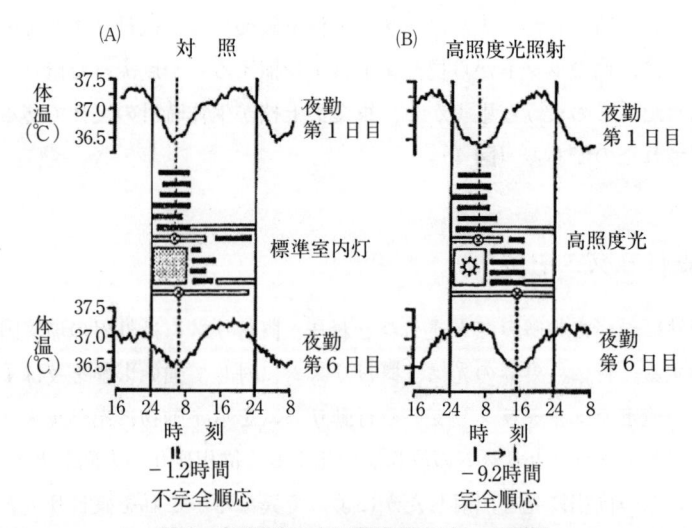

図6　高照度光による睡眠覚醒リズムへの影響
(B) 高照度光によって睡眠覚醒リズムと体温リズムが夜勤のスケジュールに適応しているが、
(A) 標準室内灯による対照群では、夜勤に適応できていない．[Czeisler, et al., 1990]

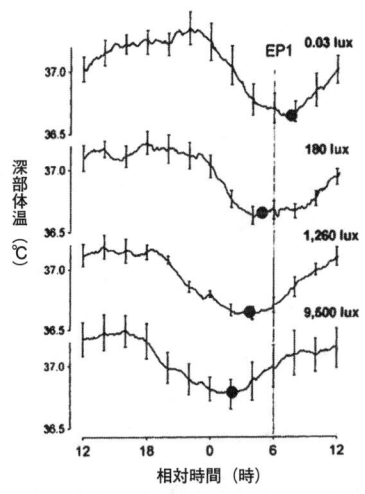

図7　照度による体温リズム位相への影響
100ルクス程度の照度でも約1時間の位相前進が認められる．[Boivin, et al., 1996]

とリズムが位相変位しないとされてきた。実際、高照度の光は、ヒトのリズム位相の変化に強い影響力を持つ**（図6）**。では、弱い光は、リズムに何の影響も無いかと言えば、そうではなく、室内照明程度（数百ルクス）の光でも、影響力は弱いものの、リズムの位相を変位させることができる**（図7）**。つまり、室内光といえども、その影響を無視することはできないということである。さらに、最近、光の強さ（照度）だけではなく、光の色（波長）も生体リズムの位相変化にとって重要であることがわかってきた。波長の長い（赤に近い）色の光に比較して、波長の短い（青や緑の）光が、より大きな位相変位やメラトニン抑制や覚醒効果を生じさせることが分かっている。その効果のピークは約440-490nmの波長であるとされる。これらの事から、室内照明として短波長の成分を含む蛍光灯を使うか、長波長の成分を含む白熱灯や白熱灯型の蛍光灯を使うかによって、そこで生活する者の生体リズムの位相が影響を受ける可能性が考えられる。

6 内的脱同調と外的脱同調

図8は、時間的手がかり（同調因子）を排除した恒常環境下で、ヒトの概日リズムがフリーランしている状態を示している。しかし、14日を過ぎたあたりから、体温のリズムは、それ以前と同様な約25時間の周期を維持しているのに対して、睡眠覚醒リズムは、約33時間の周期でフリーランするようになっている。このように個人（個体）の中の複数の概日リズムが異なる周期でフリーランする事などによって、概日リズム間の同調が崩れることを内的脱同調（internal de-synchronization）と呼ぶ。このように同一個人（個体）の中で、複数のリズム現象が存在することから、生体時計が複数存在するとする考えがあり、これを「複数振動子説」と呼ぶ。さらに、最近では、臓器内での脂質代謝などの代謝リズムを支配し、食事の規則性が同調因子となっている生体時計の存在や、筋や皮膚にも生物時計遺伝子が発現していることなどが報告されている。

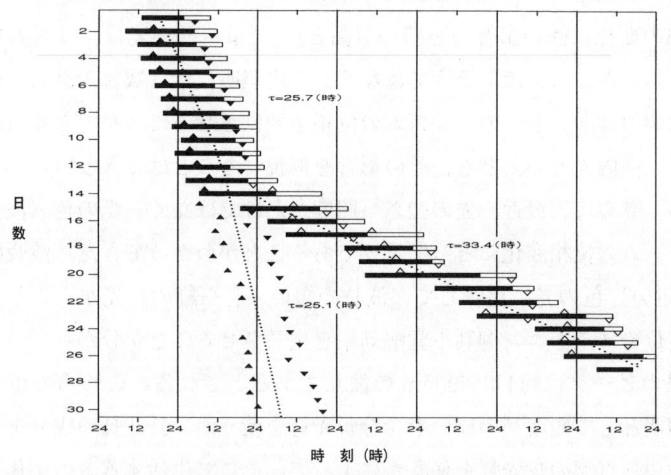

図8　恒常環境下における内的脱同調　[Wever, 1979]

先に述べたように概日リズムを示す現象は、体温やホルモン分泌などのリズムから行動上のリズム、つまり睡眠・覚醒のリズムまでを含む。体温などのリズムは外界の環境要因の変化から比較的独立しているが、睡眠覚醒リズムは、外界の環境要因の影響を受けやすく、ヒトの場合、意思による変化も

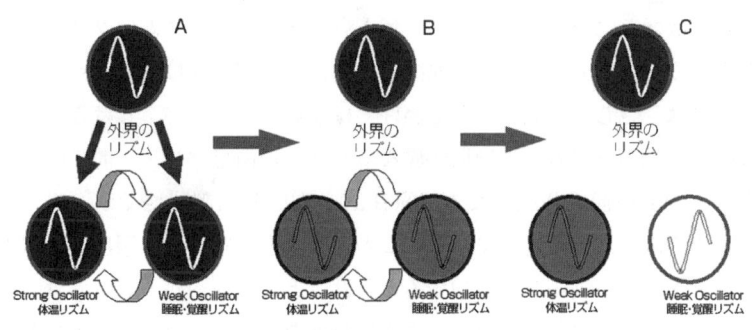

図9 内的脱同調の模式図
(A. 外界のリズムと体内の複数のリズムが同調している状態、B. 恒常環境下で体内のリズムがフリーランした状態、C. 内的脱同調の状態)

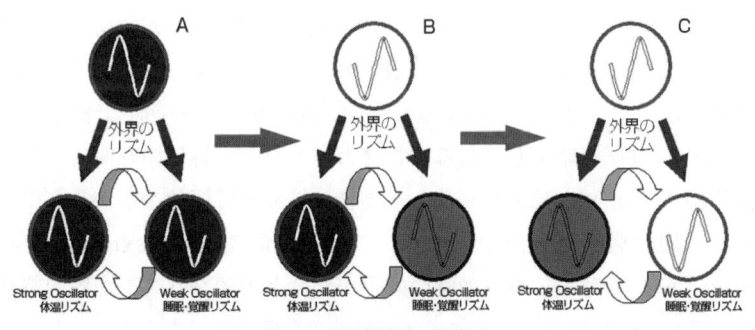

図10 外的脱同調の模式図
(A. 外界のリズムと体内の複数のリズムが同調している状態、B. 外界のリズムが体内のリズムと脱同調した状態（外的脱同調）、C. 内的脱同調の状態)

比較的容易であり、この2つのリズムは位相や周期が乖離することがある。体温などのリズムは、強固な生体時計（strong oscillator）の影響下にあり、睡眠覚醒リズムはより弱い生体時計の（weak oscillator）支配下にあると考えられている。図9に内的脱同調に到る経過を模式図として示した。図9Aでは、外界のリズム（同調因子）と体内の複数のリズム間の位相関係がすべて一致（同調）している。ところが、外界の時間的手がかりから隔離され、外界のリズムの影響を受けなくなると、体内の複数のリズムはフリーラン状態となり、ヒトの場合、24時間よりも少し長い周期でリズムが継続することになる（図9B）。したがって、外界のリズムを知る者からすると、外界のリズムと体内のリズムとの間に乖離が生じるが、完全な隔離環境下にある当事者にとっては、外界のリズム自体を感知し得ないので、外界のリズムとの

間の乖離は問題にならない。当初、個人（個体）内のリズムはフリーランの状態にあるが、個人内のリズム間の位相関係は同調状態にあるため、当事者にとっては、さしたる問題があるわけではない。ところが、しばらくすると個人内の複数のリズム間で周期が異なるなどの理由で、リズム間の同調状態が崩れ、内的脱同調状態となる（図9C）。内的脱同調状態では、個人はさまざまな不調を訴えるようになる。このような内的脱同調状態は、規則正しい生活を送っている限り、体験することはほとんどないが、数時間以上の時差のある地域への（航空機などによる）急速な移動や、交替制勤務など、外界の時間的手がかり（同調因子）と体内のリズムとの間の同調関係を崩すような行動は、結果として内的脱同調状態を生じさせる原因となりうる。通常は、図10Aのように外界のリズムと体内の複数のリズムとが適切な位相関係を保って同調状態にある。しかし、図10Bのように大きな時差のある地域への急速な移動や、交替勤務によって夜間に明るい人工照明下で働き（活動し）、日中は部屋を暗くして眠ろうと努力するなど、外界の時間的手がかり（同調因子）の位相が急激に変化した場合、外界の時間的手がかりと生体リズムとの間に脱同調状態が生じる。これを外的脱同調（external de-synchronization）と呼ぶ。外界の時間的手がかりと内的なリズムが脱同調状態にあっても、それ自体は、生体にとって大きな問題とはならない。しかしながら外界の時間的手がかり（同調因子）に対して生体が同調しようとする機能があるために、その機能が稼動するプロセスにおいて問題が生じる。まず、外界の時間的手がかりに同調しようと、弱い振動子の影響下にある睡眠覚醒リズムなどが位相変位を開始する。ところが、強い振動子の基にある体温リズムなどは、外界の同調因子の影響を受けにくいので、睡眠覚醒リズムとの間に乖離を生じる（図10B）。その結果として、睡眠覚醒リズムと体温リズムなどとが脱同調状態となり、様々な不調を訴えるようになる（図10C）。つまり、外界の同調因子と生体内のリズムとの乖離を発端とするが、結果として生じている状態は、先に説明した内的脱同調状態と同様の状態であるということである。ただし、時差ぼけが現地に1週間程度滞在することで消失するように、充分な時間をかければ外界の同調因子と体内のリズムとの同調が完成する。しかし、交替制勤務者の場合は、シフトに順応するための期間が充分でないか、あるいは昼間に不必要な光に暴露される機会があったり、

生活上、昼間に眠ることが許されないなど、外界の同調因子自体が不規則であったり、さらに、一般的に行われている逆時計回りの交替制勤務に人間のリズムが順応することが非常に困難であることなどから、時差ぼけの解消のようには単純にはいかない。

7 砂時計型メカニズムとの統合

　これまで睡眠の背景には生体リズム機構があることを解説してきた。たしかに、睡眠は量的に充分か否かでは割り切れない。実際、先のランディ・ガードナーの断眠記録で11日間の断眠後にたった2日分の睡眠で済んでしまうのであるから、一定の量を確保するという確固たるメカニズムがあるわけではないことは明らかである。しかし、この例でも断眠後に通常よりも長い睡眠をとっていることは事実であり、いわゆるホメオスタティックな（砂時計型の）プロセスが働いていることも事実である。また、その証拠として様々な睡眠物質の存在が知られている。ここで述べるボルベイ [Borbely, 1982] のモデルは、生体リズムと砂時計型メカニズムの2つのプロセスを統合した仮説である（**図11**）。

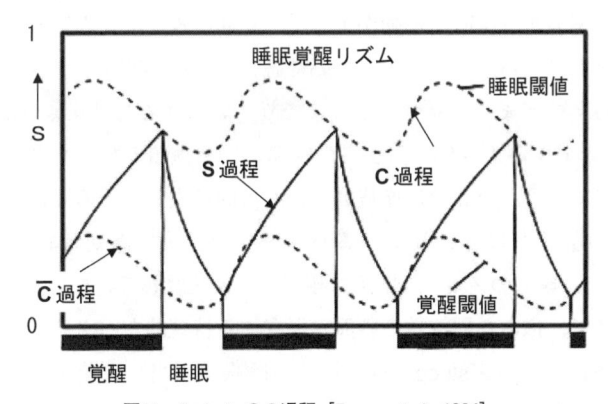

図11　Borbely の2過程 [Daan, et al., 1984]

　ボルベイは、睡眠の起こりやすさを、彼らが2過程モデル（two process model）と呼ぶモデルによって説明している。このモデルでは、S過程（process S）と呼ぶホメオスタティックな過程と、概日リズムを背景とするC過程（process C）の2つの過程によって睡眠圧（sleep pressure, 睡眠の起こ

りやすさ）が制御され、このことにより睡眠が生起すると考えられている。S過程は、覚醒中に上昇し睡眠中に下降すると仮定されており、その生理学的な背景としては、脳内で営まれる物質代謝過程が想定されている。一方、C過程は、睡眠閾値（C過程）と覚醒閾値（$\overline{C}$過程）から構成され、生理学的な背景としては、概日リズムのプロセスが想定されている。覚醒中にS過程は増加し、C過程の睡眠閾値に達した時点で睡眠が起こる。睡眠中にS過程は減少に転じ、C過程の覚醒閾値に達すると覚醒が生じ、S過程は再び増加に転ずる。このモデルは、睡眠前の覚醒持続時間の増加と徐波睡眠量との間に正の相関関係が認められることや、睡眠の起こりやすさが概日リズム変動を持つことをうまく考慮したモデルである。しかしながら、睡眠を延長した場合に徐波睡眠が再び現れる現象を説明できないなどの問題点も指摘されている。

8　生体リズムの発達

　早期産児の活動リズムの観察や超音波スキャンにより、胎児期のリズムの形成に関する研究が行われている。在胎20週の胎児の活動はランダムに近いが、在胎30週前後には眼球運動が毎分1〜4回の規則的な周期で生じるようになる。それまでバラバラに生じていた各種の生理学的なパラメータが在胎32週になるとまとまりを見せるようになり、いわゆる行動状態（behavioral states）を形成するようになる。この時期には2種類の脳波パターンを区別することができる。ひとつは徐波群発が間欠的に生じ、その間に比較的不活発な状態の脳波がはさまれているパターンで、後に満期産乳児の静睡眠（quiet sleep：成人のノンレム睡眠に相当）へと発展していく。ふたつ目は、徐波が優勢で、様々な周波数の脳波が混在する持続的なパターンで、後には覚醒や動睡眠（active sleep：成人のレム睡眠に相当）に発展していく。35週で典型的な動睡眠、37週で典型的な静睡眠が現れるようになる。

　新生児は顕著な睡眠覚醒概日リズムを示さず、一日あたり16〜17時間を睡眠に費やす。その後、睡眠は夜間に、覚醒は昼間に集中するようになり、生後6ヶ月頃には顕著な睡眠覚醒概日リズムを呈するようになる。しかし、睡眠覚醒概日リズムがいつ顕著化するかについては、少数の乳児を対象とし

たり視察判定をもとにしていたりなど、決定的なデータがなく明確ではなかった。Fukuda and Ishihara［1997］は10名の満期産児のデータに周期解析と多変量解析を適用し、生後7週目（2ヶ月の終わり）にほとんどの乳児が睡眠覚醒概日リズムの顕著化を示すことを明らかにした。この時期は、社会的微笑反応や円滑性追跡眼球運動、玩具の操作や喃語が出現したり、睡眠脳波も変化（交代性脳波パターン〈trace alternant pattern：高振幅徐波と低振幅脳波が交互に出現する〉の消失、動睡眠から睡眠が開始しなくなる、睡眠紡錘波の出現など）することが知られている。これら認知・行動上の変化は、この時期の急激な中枢神経系の変化を背景としていると考えられる。さらに、この生後約7週の睡眠リズムの変化は、出産ではなく、受胎を契機として受胎後約46週で生じている可能性が指摘されている。

　乳児期に夜間への睡眠の集中が完成した後、幼児期には夜間睡眠は顕著な変化を示さず、かわって昼間睡眠（昼寝）が顕著な変化を示す。生後半年から1年にかけては、午前と午後の2回生じていた昼寝が、2歳には午後の1回となり、3歳から6歳にかけて徐々に昼寝は消失して行き、小学生になる頃には、ほとんどの子どもが昼寝をとらなくなる。しかし、保育園では睡眠リズムの発達的変化を無視した強制的な午後の長い昼寝が課されており、この結果、保育園児では、夜更かし、朝の機嫌の悪さなどの弊害が生じている。さらに、この症状は昼寝を課さなくなった小学校入学後も数年間継続する。

　その後、児童期には睡眠は顕著な変化を示さないが、思春期の開始とともに就床時刻が後退し、日中の眠気が増加するようになる。思春期には、夕方に長い仮眠をとることがあるが、この長い仮眠が睡眠のリズムを乱して、夜更かしを生じ、日中にはかえって眠気を強くさせ、その他の日中の不都合な症状を悪化させることにつながっている。

　先の保育園児の長い昼寝や思春期の生徒の夕方の仮眠が日中の状態を悪化させているという現象は、眠りを休息としてとらえ、量的に多くとることが良いことであるという考え方に立っている限り、理解することはできないだろう。保育園児の場合は、昼寝をとっている方が、そして、中高生の場合は、夕方に仮眠を取っている方が、日中の調子は悪い。つまり、眠りを多く取れば取るほど日中の調子が悪いのである。先にも述べたが、この事は、睡眠と覚醒という状態の変化が生体時計の支配下にあるリズム現象であり、覚醒を

維持すべき時間帯に長い昼寝をとることで、睡眠と覚醒の24時間のリズムを乱していると考えることで初めて理解することが可能となる。

9 生体リズムの障害

多くの不登校症例において睡眠覚醒リズムをはじめとする概日リズムの乱れが認められることが知られている。彼らの睡眠覚醒リズム障害は、不登校状態になった後に起こることから、不登校にともなう二次性の症状と考えることができる。おそらく、不登校状態により家にひきこもり、外界の光の変化や社会的な接触などの同調因子の量が低下することが、このような睡眠覚醒リズム障害を生じさせていると考えられる。実際、健常者が時間的な手がかりのない恒常環境下におかれた場合でも、同様の現象が起きる。不登校児の睡眠覚醒リズム障害は、おそらく二次性の症状であると考えられるが、そのことをもってこの症状が治療上の重要性を持たないと言うことはできない。不登校児の睡眠覚醒リズム障害の悪化は、家庭内暴力などの付随症状の悪化と密接な関連を持っている（図12）。また、一度不登校になった後に生じた二次性の睡眠覚醒リズム障害が、不登校状態のさらなる長期化の原因となっている可能性もある。これらのことを考慮すると、不登校児の学校復帰への介入戦略の一つとして、精神医学的もしくは臨床心理学的介入方法に加えて、生活習慣の規則化のために時間生物学的手法を検討するべきである。

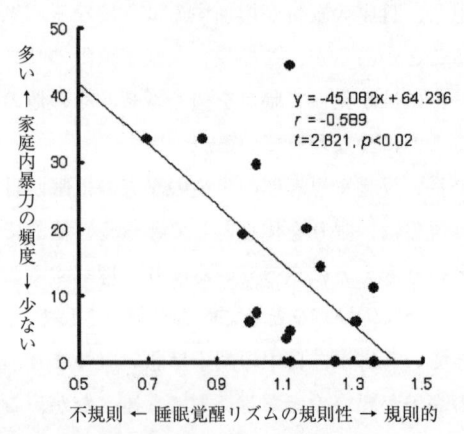

図12　睡眠覚醒リズムの規則性と家庭内暴力の頻度　[Fukuda and Hozumi, 1987]

睡眠覚醒リズムと付随症状との関連は上記の不登校児にとどまらない。認知症（痴呆症）の高齢者には、徘徊や幻覚などといった付随症状をともなう症例があるが、これらの症例において高照度光や対人接触などの同調因子を強化して睡眠覚醒リズムの調整をするといった治療的介入を導入することで、これらの付随症状が軽減することが知られている。

10 予防的介入について

久留米大学神経精神科の内村直尚教授は、グッドスリープイレブン（睡眠の改善策11ヶ条）と名づけた良い睡眠習慣を得るための注意事項を提案し、久留米市内の県立高校の生徒を対象に昼休み後に短い昼寝タイム（長いと逆効果なので注意が必要である）を設けたところ、午後の短い昼寝をとった学生は、午後頭がすっきりし、勉強にやる気がでて、成績も上昇し、平日の起床や就床の時刻が規則的になったなどの効果が得られたことを報告している。学校現場でこのような組織的な試みを行うことはなかなか容易なことではないが、この結果が、同様の有益な試みにつながることを期待したい。不登校児とは言えないが、大学生の睡眠覚醒リズムは高校生までの習慣や社会人と比べて、極端に夜型化している。日中に長い仮眠をとるなど、現象的には正常とは言えないような睡眠パターンがむしろ一般化している。最近では居酒

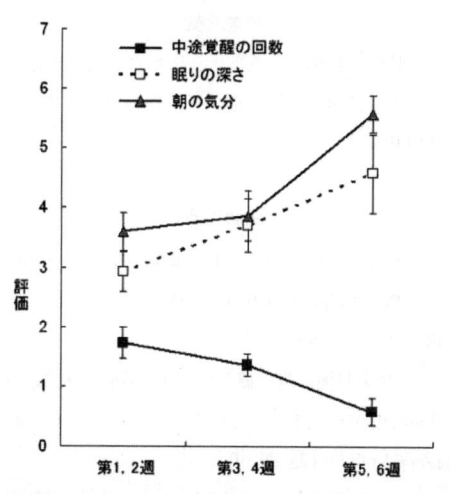

図13 睡眠習慣への介入の効果（第1、2週は介入前）［福田、2006］

屋など明け方まで勤務するようなアルバイトも多く、睡眠覚醒リズムの乱れから、欠席が続き、単位が取れず、留年から退学という道を辿る大学生が多い印象がある。筆者は、時々、学生から睡眠習慣について相談を受けるが「夜に眠れない」ことを主訴とする学生の中には、昼間に長い昼寝をとる習慣を持っている学生が少なくない。ある学生が「眠れない」と訴えて来たので「睡眠表」で自身の睡眠を2週間記録させたところ、日中に8時間以上の睡眠を連続してとるなど、非常に乱れた生活をしていた。また、夜眠くなる前から就床し、ほとんど毎日2時間程度、入眠に時間がかかっていたため、「昼間に眠らないこと」と「眠くなる前に床に就かないこと」の2点のみに注意するようにして生活させたところ、約4週間ほどで、眠りにつくまでの時間が短縮し、中途覚醒の回数が減少し、主観的な眠りの深さや起床時の気分も改善した（図13）。このように非常に単純な指導で睡眠覚醒リズムの調整が可能であり、気分の変化にも影響を与えることができる。今後、睡眠覚醒リズムの調整を介した様々な問題に対するアプローチが行われることを期待している。

（福田一彦）

参考文献

千葉喜彦・高橋清久編：時間生物学ハンドブック，朝倉書店，1991.

宮田洋監修、柿木昇治・山崎勝男・藤澤清編，新生理心理学・2巻・生理心理学の応用分野，北大路書房，1997.

図版出典

図1　Kripke, D.F., et al.: Mortality associated with sleep duration and insomnia. *Archives of General Psychiatry* 59: 131-136, 2002.

図3　千葉喜彦：生物時計，岩波書店，1975.

図4　川村浩：視交叉上核の移植．神経研究の進歩，29: 1, 71-82, 1985.

図5　Minors, D.S., Waterhouse, J.M., Wirz-Jusice, A: A human phase-response curve to light. *Neuroscience Letters*, 133: 36-40, 1991.

図6　Czeisler, C.A., et al.: Exposure to bright light and darkness to treat physiologic

	maladaptation to night work. *New England Journal of Medicine*, 322: 1253-1259, 1990.
図7	Boivin, D.B., et al.: Dose-response relationships for resetting of human circadian clock by light. *Nature*, 379: 540-542, 1996.
図8	Wever, R.A.: *The circadian system of man*. Springer-Verlag, New York, 1979.
図11	Daan, S., Domien, G.M., & Borbely, A.: Timing of human sleep: Recovery process gated by a circadian pacemaker. *American Journal of Physiology*, 242: 161-183, 1984.
図12	Fukuda, K. & Hozumi, N.: A case of mild school refusal: rest-activity cycle and filial violence. *Psychological Reports*, 60: 683-689, 1987.
図13	福田一彦：学校教育と眠り，睡眠医療，1: 76-81, 2006.

テアニンの睡眠改善効果

1　テアニン

　茶はわれわれが長年飲用している嗜好飲料である。茶樹（Camellia sinensis）の葉には他の植物に比べて特異な成分としてL-テアニン（テアニン）というアミノ酸が含まれている。テアニンはグルタミン酸のエチルアミド誘導体（γ-glutamylethylamide）であり、1950年に玉露から分離精製されて構造が明らかになり［酒戸、1949］、1964年に食品添加物として指定された。乾燥茶葉中には1〜2％、製法によって差はあるが、茶樹の葉から作られるお茶（緑茶、烏龍茶、紅茶など）にはすべて含まれる。特に玉露などの上級なお茶に多く含まれている。

2　睡眠改善効果

　食品素材であるテアニンについてはヒトを対象として睡眠改善効果が明らかにされている［小関ほか、2004］。被験者は日勤および大学生20〜36歳の青年男性22名で、実験は偽薬（プラセーボ）を用いたクロスオーバー・デザインにより実施した。摂取期間はテアニン、プラセーボ各6日とし、テアニンおよびプラセーボ間に1日間の効果消去期間をおいた。被験者はテアニン摂取期間中に就床時刻1時間前にテアニンを含むテアニン錠剤（テアニンとして200mg）および同じ外見のプラセーボ錠剤を水で摂取した。実験期間中の毎日起床時に起床時睡眠感としてOSA睡眠調査票MA版［山本ほか、1999］による日々の睡眠内省評価を施行し、また客観的な評価としてアクチグラフによる日中と夜間の活動量を連続記録した。OSA睡眠調査票MA版は起床時眠気、入眠と睡眠維持、夢み、疲労回復、睡眠時間から構成されている。被験者はテアニンの摂取により疲労回復感が改善しており、起床時のリフレッシュ感が良好であったと評価していた（$p<0.05$）。また、睡眠時間は被験者が主観的に取得できたと感じた睡眠時間に関する評価であるが、テアニン摂取でより長く眠っていたと評価していた（$p<0.05$）。

　さらに、大学生10名には実験期間中常に非利き腕にアクチグラフを装着させ、1分ごとの活動量を連続記録した。アクチグラフとは圧センサーを用いて加速度圧を計測することにより、活動量を連続して測定する方法であり、簡易的に睡眠覚醒リズムを調べることができる。男子学生の主睡眠期の睡眠時間はプラセーボ6時間22分±10分、テアニン6時間20分±11分と差は認められなかった。しかし、睡眠効率【睡眠効率（％）＝（睡眠時間／主睡眠期の時間）×100】はプラセーボの93.8±3.0％に対しテアニンで96.6±1.3％と有意に改善した（$p<0.05$）。主睡眠期の中途覚

醒時間はプラセーボの19.8±7.6分に対しテアニンでは12.6±4.5分と有意に減少した(**図1**)。アクチグラフによる計測では、睡眠時間に差異は認められなかったが、睡眠効率はプラシーボに対しテアニンで有意に改善していた。この結果は、テアニンの睡眠改善効果が睡眠時間の延長によるものではなく、睡眠の質的改善によるものであると示唆された。

以上の結果より、テアニンは主観的評価においても睡眠改善作用を示し、アクチグラフを用いた客観的評価においても中途覚醒を減少させ、睡眠維持機能を改善することが判明した。ガンマアミノ酪酸（GABA）作動性ニューロンは抑制系の代表的なニューロンであるが、ラットによる試験においてテアニンを腹腔内に投与すると、脳内のGABA量が増えることが報告されている［Kimura et al.,1971］。一方、興奮性のニューロンも睡眠に関連しており、テアニンは in vitro における試験で興奮性神経伝達物質であるグルタメートの受容体のアンタゴニストとして働くことが知られている［Kakuda, 2002］。以上のように、テアニンには脳神経系において抑制系の神経活動を亢進し、興奮系の神経活動を抑制することにより、脳内の神経伝達機構のレベルにおいても睡眠を促進する可能性が推定される。

（太陽化学株式会社　小関　誠〈レカ・ラジュ・ジュネジャ〉）

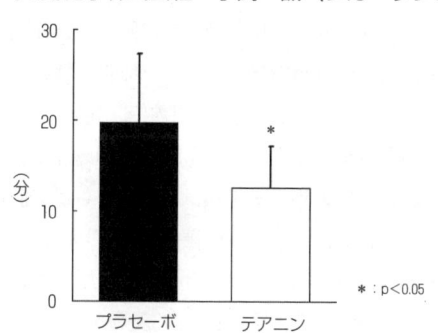

図1　中途覚醒時間

・Kakuda, T., et al.: Inhibition by theanine of binding of [³H] AMPA, [³H] Kainate, and [³H] MDL 105,519 to glutamate receptors. *Biosci Biotechnol Biochem*, 66: 2683-2686, 2002.
・Kimura, R. & Murata, T.: Influence of alkylamides of glutamic acid and related compounds on the central nervous system. I. Central depressant effect of theanine. *Chem Pharm Bull*, 19: 1257-1261, 1971.
・小関　誠, レカ・ラジュ・ジュネジャ, 白川修一郎: アクチグラフを用いたL-テアニンの睡眠改善効果の検討, 日本生理人類学会誌, 9: 143-150, 2004.
・酒戸彌二郎: 茶に関する研究（第3報）・新 Amide "Theanine" に就て, 日本農芸化学会誌, 23: 262-267, 1949.
・山本由華吏, 田中秀樹, 高瀬美紀, 山崎勝男, 阿住一雄, 白川修一郎: 中高年・高齢者を対象とした OSA 睡眠調査票（MA版）の開発と標準化, 脳と精神の医学, 10: 401-409, 1999.

塩酸ジフェンヒドラミンの睡眠改善に関する臨床試験結果について

　塩酸ジフェンヒドラミンは抗ヒスタミン剤の一つで、くしゃみ・鼻水などの症状の緩和に効果的なため、古くからOTC薬（医師の処方箋を必要とせず、薬局・薬店で消費者が購入可能な医薬品）の成分として総合感冒薬や鼻炎薬などに配合されてきた。使用の際に眠気をともなうことがあるため、現在ではあまり使用されていないが、乗物酔いの嘔吐感を予防する働きもあるため鎮暈剤として比較的よく利用されている。

　眠気をともなうのは、脳内で覚醒の維持・調節をしているヒスタミンに対し、塩酸ジフェンヒドラミンが、その作用を抑制するので、催眠鎮静作用を発揮すると考えられている **(図1)**。このため、欧米では塩酸ジフェンヒドラミンの強い催眠鎮静作用を主作用として用い、睡眠改善を目的としたOTC薬の成分としても使用されている。

　エスエス製薬では、塩酸ジフェンヒドラミンの睡眠改善作用の有効性を確認するため複数の医療機関において「寝つきが悪い」、「眠りが浅い」など軽度あるいは中程度の不眠を訴えた15歳以上の男女173人を対象に、臨床試験を実施した。

　塩酸ジフェンヒドラミン50mgを、1日1回就寝30分前に服用させた。なお、服用中は他の睡眠薬、就寝前のアルコール類、コーヒーなどの服用は禁止した。服用中の睡眠内容の変化を統括的に評価し、改善度を判定した。

　その結果、試験対象者本人の印象では173例中62例が「とてもよく効いた」あるいは「かなり効いた」との回答で、その割合は35.8%であった。また「少し効いた」以上の回答まで合わせると173例中137例となり、その割合は79.2%であった **(図2－①)**。

　総合効果判定として医師の評価は173例中86例が「著効」または「有効」の判定となり、その割合は49.7%であった。また、「やや有効」を含めると173例中142例となり、その割合は82.1%であった **(図2－②)**。

　副作用の有無、副作用発現率および副作用症例については担当医師が判定した。173例中8例に副作用が認められて、その発現率は4.6%であった。副作用症状は眠気（昼間の）が2例あった他、悪心、頭痛、多夢、心窩部痛、気分不快、起床時の

頭重感がそれぞれ1例見られたが、その程度については、頭痛を訴えた1例が中程度であった以外はいずれも軽度で、またすべての例が一過性であった。

以上のことから、塩酸ジフェンヒドラミンは、寝つきが悪い・眠りが浅いといった自覚症状に対し、緩和な睡眠改善作用をあらわす有用な成分と考える。

（エスエス製薬株式会社　学術部、睡眠改善インストラクター　三浦弘恭）

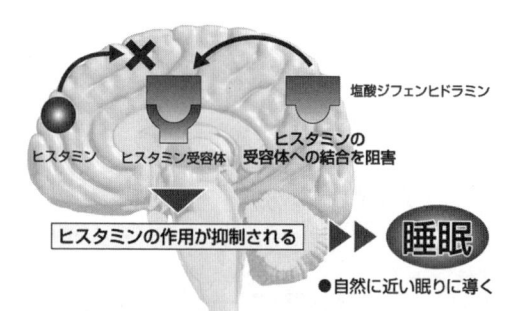

●塩酸ジフェンヒドラミンがヒスタミンの作用を抑制して催眠鎮静作用（中枢抑制作用）をあらわす

図1　塩酸ジフェンヒドラミンの作用

①試験対象者の印象

とてもよく効いた	かなり効いた	少し効いた	効果実感率
9.8%	26.0%	43.4%	79.2%

②睡眠改善効果（寝つきがよくなった、ぐっすり眠れるようになったなど）についての医師の評価

著効	有効	やや有効	有効率
11.6%	38.1%	32.4%	82.1%

対　象：軽度あるいは中等度の各種睡眠障害を訴える15才以上の患者
　　　　（173例：内科および心療内科受診者）
投与方法：塩酸ジフェンヒドラミン50mgを30分前に服用

※1　少し効いた以上
※2　やや有効以上

臨床試験結果（承認申請時）

図2　睡眠改善効果

第3章
睡眠環境

・この章のポイント

　暑くて眠れない、寒くて寝付けないという経験を日常的にするように、環境が睡眠に及ぼす影響は少なくない。睡眠に問題の無い健常人であっても、環境が不適切であれば、容易に睡眠は障害される。よりよい環境で、快適に眠ることは、健康な生活をおくる上で欠かすことはできない。そこで、三大環境要因である温湿度、光、音を中心に空気、香り、嗜好品、入浴の及ぼす影響についても解説する。

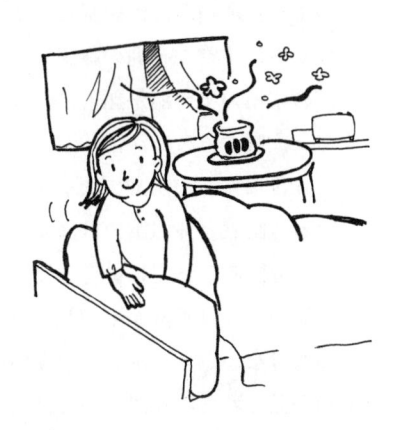

1 はじめに

　睡眠に影響する寝室の三大環境要因としては、温湿度、音、光があげられるが、本項では、これらに加えて、寝装具、空気（ホコリ、ダニ、香りなど）、入浴、就床前の嗜好品摂取の影響など、睡眠衛生と総称される事項全般について解説する。睡眠に問題の無い健常人であっても、夏季の蒸し暑さや、就寝前のカフェイン摂取など、睡眠衛生が不適切であれば、容易に睡眠は障害される。また、本人が不適切な睡眠衛生を自覚しないままに、慢性的に睡眠が障害されている場合もある。このように、快適睡眠を確保する上で、睡眠衛生の配慮は欠かすことができない。

2 睡眠と温熱環境

　日本では、四季により温湿度が明確に変化する。春は『春眠暁を覚えず』と言われるように、寝つく時間（入眠潜時）も短く、安定した睡眠が得られやすい。一方、低温低湿な冬や、高温多湿な夏は睡眠も妨げられやすい。実際に、裸体で寝具を用いない場合、暑くも寒くもない中性温度（29℃）で睡眠は最も安定するが、環境温度が中性温度よりも上昇、あるいは低下するにつれて覚醒の増加とレム（REM）睡眠や徐波睡眠の減少が報告されている。このように環境温度が睡眠に及ぼす影響には睡眠中の体温調節が大きく関わってくる。正常な夜間の睡眠では、就寝する前から皮膚温、特に足背、手背などの末梢の皮膚温が顕著に上昇し、放熱が行われるために深部体温は低下する。入眠すると、深部体温は低下した後、起床に向けて上昇する。入眠前と入眠後に体温が円滑に低下することが、睡眠には重要であることがわかっている。睡眠と体温調節は深く関連しているため、高温あるいは低温環境はどちらも睡眠と体温に影響を及ぼす。

　高温環境では覚醒が増加し、レム睡眠と徐波睡眠が減少する。入眠潜時には影響はないが、入眠してからの中途覚醒が増加し、特に睡眠前半に覚醒の増加が見られる。体温調節では皮膚温は就寝する前から高く、深部体温の低下が抑制される。環境温度が高いために、皮膚温を上昇させるだけでは放熱が十分に行われず、全身発汗量が増加する。高温環境では、湿度が温熱スト

レスの影響を左右する重要な要因となる。高温多湿環境が睡眠に及ぼす影響を、寝具を用いない裸体の状態で比較すると、高温多湿の35℃ RH 75％の環境では、35℃ 50％、29℃ 75％、29℃ 50％にくらべ、徐波睡眠とレム睡眠が減少し、覚醒が増加する（図１）。直腸温も35℃ 75％では他条件よりも有意に低下が抑制される（図２）。また、同じ35℃であっても湿度が高い方がより暑く、不快に感じており、湿度を下げることが睡眠の質、体温調節、暑熱感や不快感への影響を軽減する効果のあることを示している。寝具を利用する場合、湿度を50～60％まで下げることで快適に眠れる寝室の温度の上限は28℃と言われている。

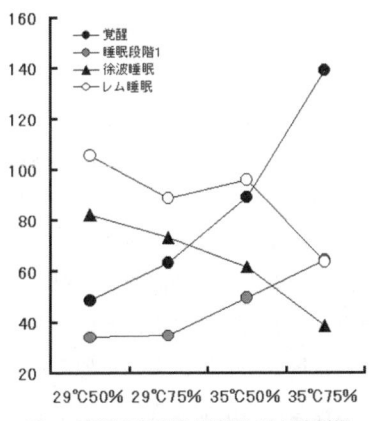

図１　高温多湿環境が睡眠に及ぼす影響
[Okamoto-Mizuno, K., et al., 1999]

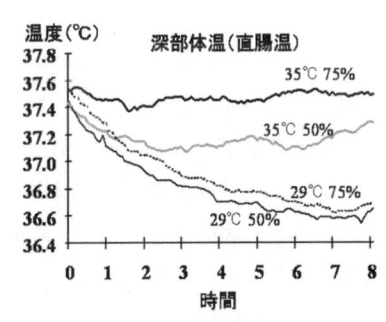

図２　高温多湿温度が体温に及ぼす影響
[Okamoto-Mizuno, K., et al., 1999]

環境省は夏季のオフィス空調の設定温度として28℃を提唱しているが、正常な睡眠過程が進行するためには、それよりも２℃低い、室温26℃、相対湿度50～60％の環境条件が望ましい。しかし、全室空調の習慣のない日本では、エアコンをタイマー設定で使用する人が多い。エアコンは、使用時間は同じでも、使用する時間帯により睡眠に及ぼす影響は異なる。前半に使用した場合、睡眠後半に覚醒は増加するが、徐波睡眠には影響は見られない。しかし、後半に使用すると睡眠前半が暑いため、徐波睡眠は減少し、睡眠後半でも覚醒が増加する。さらに、直腸温や皮膚温は睡眠前半に使用した場合は後半で増加するが、睡眠後半に使用した場合は急激に低下し、一晩中使用した場合よりも低下する。クーラーをタイマーで使用する場合は前半が好ましく、後半に使用する場合には汗を拭き、場合によっては衣類を着替えて冷え

を防止する配慮が必要である。夏季には太陽の輻射熱により、日中に住居や寝室内に熱がこもってしまい、冷房を入れてもなかなか効かないこともある。この対策として、日中の遮光カーテンの使用、住居周辺の水撒きや植物の栽培、住居内の気流の確保などがあげられる。

　低温環境では、寝具を使用しない場合は室温が29℃未満になると覚醒が増加し、レム睡眠が減少する。徐波睡眠には影響は見られず、覚醒は後半で増加する。しかし、寝具を使用した場合、13～25℃では睡眠に差は見られず、睡眠感が最も良かった範囲は16～19℃であった。寝具を用いれば、3℃でも睡眠に影響を及ぼさないことが報告されているが、10℃未満になると深部体温は低下が大きくなり、体温に影響が現れるため、空調による調節が必要になる。低温環境に対する日本人の対処方法は年齢により異なる。高齢者では、寒さに対し空調よりも着衣・寝具の増加、および電気毛布などの使用を好む傾向にある。この際、問題となるのが、トイレ覚醒時の急激な寒冷曝露に起因する心血管系事故発生リスクの増大である。したがって、高齢者の場合には、冬季にも最低15～16℃以上の室温を維持することが望ましい。また冬季に空調機器を用いると空気の乾燥が強くなるため、加湿器を使用し、空調に代わる暖房器具としてパネル・ヒーターなどを使用する、といった工夫をすると良い。日本人高齢者が好んで用いる電気毛布は、過剰な加温が終夜にわたって持続すると、夏の高温環境と同様な負担が加わる。電気毛布の使用にあたっては、就床前に寝床を暖めることを主眼とし、就床後はスイッチを切る工夫が必要である。また、手足の冷えが原因で入眠に困難を来たす若年～中高年女性は想像以上に多いが、このような対象でも寝床内の加温は就床前～就床30分後程度にとどめ、終夜にわたる使用は避けた方がよい。

　以上、環境温湿度が睡眠に及ぼす影響について概説したが、良好な寝室の温湿度条件は、16～26℃、50～60％程度ということになる。なお、高齢者では一般に体温調節機能が低下するため、良好な温度条件の範囲はより狭くなる。

3　睡眠と環境音

　睡眠中に覚醒反応が引き起こされる騒音のレベルは、40～50デシベル以

上である。この騒音の程度は、寝室内の壁のスイッチ操作音とほぼ同等であり、暮らしの中の騒音が睡眠を妨げる機会は多い。また騒音の種類については、持続する連続音よりも突発的に発生する衝撃音の方がより覚醒反応を誘起しやすい。一方、日々、騒音に曝されると、睡眠構築上では適応が引き起こされて睡眠の質は改善傾向を示すが、血圧や心拍数の上昇など睡眠中の騒音に対する自律神経応答では、このような適応が引き起こされないとも報告されている。騒音による睡眠障害が問題となるのは、睡眠の維持機能が低下して中途覚醒が増加する高齢者であり、特に介護施設入居者では、睡眠時間中の騒音（職員・入居者の話し声、テレビ、インターフォン、おむつ交換など）に起因する中途覚醒が問題視されている。

　寝室の騒音は、寝室内部で発生するスイッチ操作、空調の吹き出し音、および同室者のイビキ・寝言などと、寝室外部で発生する車の通行音、廊下の歩行音、および屋内の電気機器（冷蔵庫など）の音などの2種類に大別できる。このうち、後者は窓や寝室の出入り口などの開口部から進入するため、ドアを閉めたり、窓に厚手のカーテンをかけることにより、ある程度は軽減できる。また騒音の程度や予算に応じて、防音のサッシやドア、防音素材（石膏ボードやグラスウールなど）を住宅の壁面に用いることで騒音を軽減することができる。

4　睡眠と光環境

　快適睡眠のための光環境の整備は、就寝前、睡眠中、起床時に分けて考えることができる。明るい光は覚醒効果を有し、かつ交感神経活動を亢進させるため、まず就寝前には灯りをやや落とした環境で過ごすことが、その後の円滑な入眠を図る上で重要となる。**図3**は、夜間に分泌され、睡眠促進効果を有するホルモンのメラトニンが、明るい光を浴びることによって抑制される様子を示したものである。メラトニンは、通常、就床約1時間前から分泌が始まり、朝の起床時あたりまで分泌されるが、500ルクス以上の光照射により分泌が抑制される。通常の室内照明が300〜500ルクス、またメラトニンの分泌抑制が短波長（青白い）の光でより顕著になることから、就床約1時間前からやや暗い暖色系の照明を用いることで円滑な入眠が期待できる。

一方、現代社会では、コンビニエンスストアやガソリンスタンドなど、夜間でも昼間並みに明るい環境が存在する。深夜にこのような場所を訪れると、メラトニンの分泌抑制とともに生体リズムの位相後退が引き起こされ、入眠困難ないしは消灯時刻の遅延、および翌日の起床困難のもたらされる恐れがある。

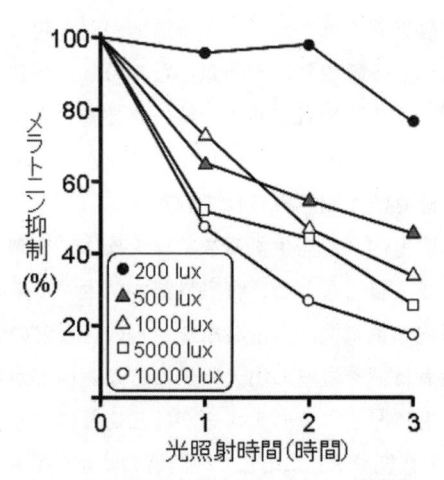

図3　照射する光の照度とメラトニン抑制効果
[Hashimoto, et al., 1996]

　睡眠中の照明については、真っ暗にすると不安が高じて睡眠の質が低下する人も存在すること、および、トイレ覚醒時などの安全確保のために、室内照明の豆球一つ程度の薄暗さにするのが適当であろう。睡眠中のトイレ覚醒は多くの高齢者から認められるが、寝床からトイレに至る経路、ないしはトイレ内の照明が明るすぎると、覚醒度が上がって再入眠に困難をきたすこともある。この点については、低照度（10～40ルクス）の廊下・トイレの照明を準備することで、再入眠困難を軽減することができる。
　起床時の光は、すっきり目覚めるための有効な手段であり、就床前には問題となる明るい光（2,500ルクス以上）による覚醒効果と交感神経活動の亢進は、1日の活動が始まる起床時には好ましい応答となる。また、深部体温の最低点から約5時間後まで（通常は起床から約3時間後まで）に浴びる明るい光は、生体リズムの周期を24時間に調整する役割を担っている。このように、起床時には外光を室内に取り入れ、積極的に光を浴びることが望まし

いが、起床30分前から寝室内の照度を漸増していくと、よりすっきりとした目覚めが得られることも報告されている。一方、日の出時刻の早い夏季には早朝の外光が室内に侵入し、早すぎる時刻に目が覚めてしまうことがある。この場合には、遮光カーテンを用いるのが睡眠時間を確保する一つの手段となる。

5 寝装具と睡眠

　睡眠中は深部体温や代謝が低下する。そのため、就寝中の衣服や寝具は覚醒時よりも保温性の高いものが必要となる。寝具と人体の間にできる空間の温度と湿度を寝床内気候と言う（**図4**）。寝床内気候が温度32～34℃、相対湿度50±5％の範囲であれば、快適な睡眠がえられている。人が布団に入ると、寝床内温度は上昇しほぼ一定の温度を保つ。一方、寝床内湿度は急激に上昇した後は低下する。この低下した湿度は、敷き布団や掛け布団の外側に移動するため、寝床内気候は温暖で乾燥した気候が保たれる。春、秋は快適な寝床内気候を保ちやすいが、冬は入床した時の冷湿感や、寝返りによる肩からの冷気の出入りが睡眠を妨げる。寒さの対処方法としては掛け寝具を増やすことが多いが、敷き布団からの放熱は掛け布団よりも大きい。したがって、敷き布団を増やすことや肩を覆うことも保温性を高めるには効果的である。夏は寝床内気候も高温多湿になるため、快適な寝床内気候を保つためには空調の調節が必要となる。しかし、冷却枕を使用することで寝床内や衣服内湿度を低下させる効果も報告されている。また、人体と寝具の間に適度な隙間を作る敷き寝具や、高空隙なマットレスでは寝床内温湿度の低下が見られる。室温にもよるが、寝具を工夫することで、ある程度は寝床内気候を快適に保つ効果が期待できる。

　寝床内気候以外にも、寝具の様々な要素（肌触り、固さ、重量、肌沿いなど）が睡眠に影響を及ぼす。敷き布団の好ましい条件としては、適度な固さ、身体を支える、寝返りがしやすい、正しい寝姿勢を保てることがあげられる。また、吸湿性、通気性に優れ、冬であれば保温性の高いものが好ましい。掛け布団は、吸湿性、放湿性が高く、適度な軽さと、柔らかさが必要となる。寝衣は身体をしめつけないものが好ましく、寝衣の下にガードルなどの整容

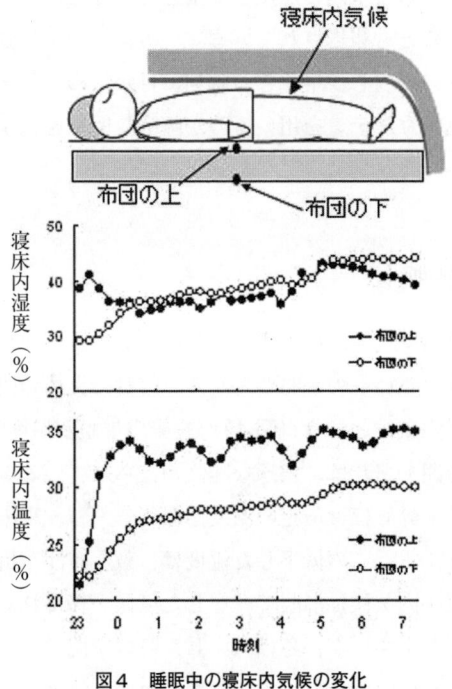

図4 睡眠中の寝床内気候の変化
斉藤秀子、呑山委佐子編著「快適服の時代」
ブレーン出版 2006 P202より引用

下着を着用することは避けるべきである。また、吸湿性、吸水性が優れ、洗濯に耐えるものが好ましい。肌に直接触れる寝巻きの肌触りは重要であり、柔らかい寝巻きは、敷き布団の固さに関わらず入眠に有効である可能性が報告されている。

6 睡眠と寝室の空気（アレルギー性疾患と香り）

現在、日本を含む先進国では、全人口の10〜20％が花粉症を含むアレルギー性鼻炎に悩まされており、冬の終わりから春頃は、この患者が特異的に増加する時期である。アレルギー性鼻炎は、スギやブタクサなどの花粉の他、室内のダニの死骸・フンやほこりなどの吸入性アレルゲン（アレルギーの症状を引き起こす原因物質）によって引き起こされ、くしゃみ、鼻水、鼻詰ま

りなどの症状は、早朝〜午前に集中する。このため、アレルギー性鼻炎患者では睡眠の質が低下し、日中の行動にも悪影響の及ぶことが明らかにされている。住居内に存在するアレルゲンは、畳、じゅうたん、ぬいぐるみや、布団や毛布などの寝具に多く含まれ、特に乳幼児〜小児では鼻炎やぜんそくの他、アトピー性皮膚炎の発症原因としても寝具が問題視されている。これら寝具からアレルゲンを排除するためには、ダニ対策としては、天日干し（2時間程度）ないしは布団乾燥機による加温（50℃で約1時間）でダニの死滅を図り、その後、電気掃除機でダニの死骸を吸入するとよい。また、最近ではダニの侵入を防ぐ繊維間の隙間を密にした布団や布団カバー類も販売されている。なおスギ花粉やブタクサ花粉の飛散する季節では、布団を天日干しするとこれらの花粉を寝室内に持ち込むことになるため、花粉予防のシートをかけたり、天日干しせずに布団乾燥機を利用するなどの工夫が必要となる。また寝室に空気清浄機を配備し、就床時間を中心に使用して空気中に浮遊するアレルゲンを除去することも鼻炎などの症状を軽減するのに有効である。

7　香りと睡眠

　香りには、ラベンダーやカモミールなどの鎮静作用を有するものと、ジャスミンやペパーミントなどの覚醒作用を有するものがあり、それぞれ入眠および覚醒に劇的な効果を発揮するものではないが、補助的に使用することで入眠・覚醒手段の一助とすることができる。一方、スギやヒノキの香気成分であるセドロールは交感神経活動を抑制する作用を有し、就寝前〜就寝中の香気成分の吸入により、入眠困難や中途覚醒の改善に有効であることが報告されている。

8　入浴と睡眠

　入浴すると体温が上昇し、その結果、末梢皮膚血管が拡張して血液循環の促進、発汗などが引き起こされる。入浴後は、上昇した体温が低下していくが、このタイミング（風呂から出て15〜30分後）をうまく利用すると、スムーズな入眠が期待できる。なお、この効果はお湯の温度が熱過ぎない場合

(約40℃) であり，42℃を超えるような熱い風呂に入った場合には，顕著な体温上昇や交感神経の興奮が引き起こされて，入眠時刻が遅延してしまう。熱い風呂に入るのであれば，より早い時刻にした方が良い。

9 嗜好品と睡眠

　酒，たばこ，およびカフェイン含有飲料（コーヒー，お茶など）などの嗜好品は，いずれも就床直前に摂取すると睡眠を妨げる方向に作用する。飲酒は一時的に入眠を促進するが，その後の利尿作用などから，夜間後半の睡眠を障害する。したがって，飲む酒の種類・量にもよるが，晩酌などは就床2時間前を目途に終えた方が良い。また，眠ることを目的とした飲酒が習慣化すると，アルコール耐性が上がるために飲酒量が増え，睡眠障害作用も増悪する。たばこは吸入直後にはリラックス作用，その後，一転して覚醒作用が数時間持続する。飲酒しながらの喫煙が就床間際まで行われると，特に夜間後半における睡眠の障害が増強されることになる。カフェインが覚醒作用を有することはよく知られているが，コーヒー，紅茶，緑茶，ほうじ茶，烏龍茶などのお茶類，コーラ，また，市販のドリンク剤などにも含まれている。これらをコップ1～2杯程度飲むと，通常，若年者では3～4時間，高齢者ではさらに長い時間覚醒作用が持続するため，夕方以後の水分は，カフェインを含まない麦茶，そば茶，白湯などにした方が良い。なお，夜間睡眠中には発汗などにより体内から150ml～200mlの水分が失われる。水分消失による血液粘度の増大は，心筋梗塞や脳梗塞など心循環系の事故発生における主要なリスクの一つであり，特に中高年者では，就床前および起床後にコップ1杯程度の水分を摂る習慣を持つことが望まれる。

（水野一枝・水野　康）

参考文献

白川修一郎（編）：睡眠とメンタルヘルス，ゆまに書房，2006．
鳥井鎮夫（編）：睡眠環境学，朝倉書店，1999．

図版出典

図1・図2　Okamoto-Mizuno, K., et al. : Effects of humid heat exposure on human sleep satages and body temprature. *Sleep*, 22 : 767-773, 1999.

図3　Hashimoto, S. et al. : Melatonin rhythm is not shifted by lights that suppress nocturnal melatonin in humans under entrainment. *The American Journal of Physiology*, 270 (5 Pt 2) : 1996.

図4　斉藤秀子, 呑山委佐子（編著）：快適服の時代, ブレーン出版, p. 202, 2006.

機能的マットレス開発への睡眠改善学の応用事例

　マットレスなどの敷き寝具が睡眠に及ぼす影響を科学的に検証し商品開発を行っている当社の事例を紹介する。

　より良い睡眠のためには、「寝心地の良さ」だけでなく「寝返りしやすさ」が特に重要である。寝返りは睡眠段階を移行させるスイッチのような役割を果たし、血液循環パターンの変化を促す、体温・寝床内気候の調節という役割も持つと考えられている。寝返りしやすさ以外にも、仰臥位と入眠時の姿勢が睡眠時間の多くの割合を占めるという科学的根拠から、仰臥位と入眠時の姿勢で快適であることも重要と考えている。

　当社では被験者の自宅で2種類のマットレスを1週間ずつ使用し、アクティグラフによる客観的な睡眠状態や主観的な睡眠感・入眠感・寝心地を比較評価している。最初の4夜はマットレスに慣れる期間で5～7夜目を評価対象とする。天候や使用順序などの影響を除くため、被験者を同一人数の2群（Aマット→Bマットの順で使用する群とその逆で使用する群）に分けて実施する。

　上記評価方法により、より寝返りしやすい弾力性のマットレスにおいて満足感の高い睡眠が得られること［木暮ほか，2005］、78cm幅より寝返りしやすい100cm幅のマットレスにおいて良好な睡眠が得られること［木暮ほか，2007c］が報告されている。一方で寝返りしやすさ、仰臥位および入眠時の姿勢での寝心地がほぼ同等で通気性の大きく異なるマットレスの評価では、蒸れ感を含めて主観的な評価はほぼ同等であり、敷寝具の通気性はあまり重要でないことが示唆される［木暮ほか，2007a］。

　寝心地と寝返りを重視して開発したマットレス（以下EMC）と61～66歳の男女16名が普段使用している敷寝具とを比較評価した結果［木暮ほか，2007b］から、消費者が良好な睡眠を得るために適切な寝具を使用していない実態がうかがえる。評価結果は、普段の寝具よりEMCにおいて入眠潜時が短く、睡眠効率が高いなどEMCにおいて良好な睡眠が得られているものであるが（図1）、特に睡眠状態の悪い5名は全員EMCにおいて睡眠効率が高く日中の睡眠時間も短くなっており（図2）、適切な寝具選択の重要性がうかがえる。消費者が適切な寝具を選択できるよう科学的根拠に基づいた情報と商品の提供が必要と考える。

（パラマウントベッド　木暮貴政）

図1 各寝具条件の睡眠状態

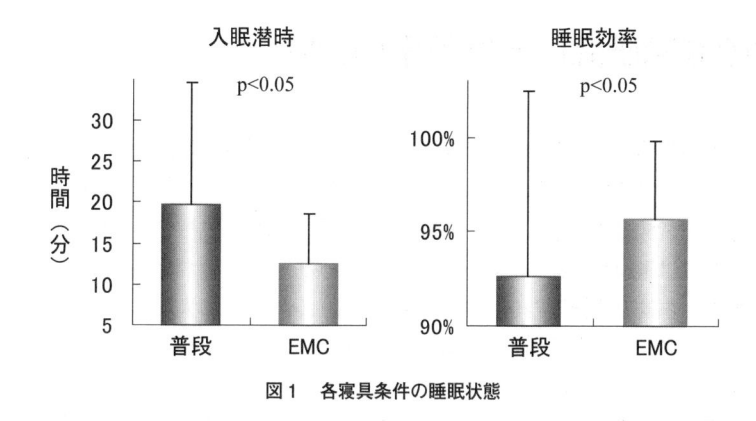

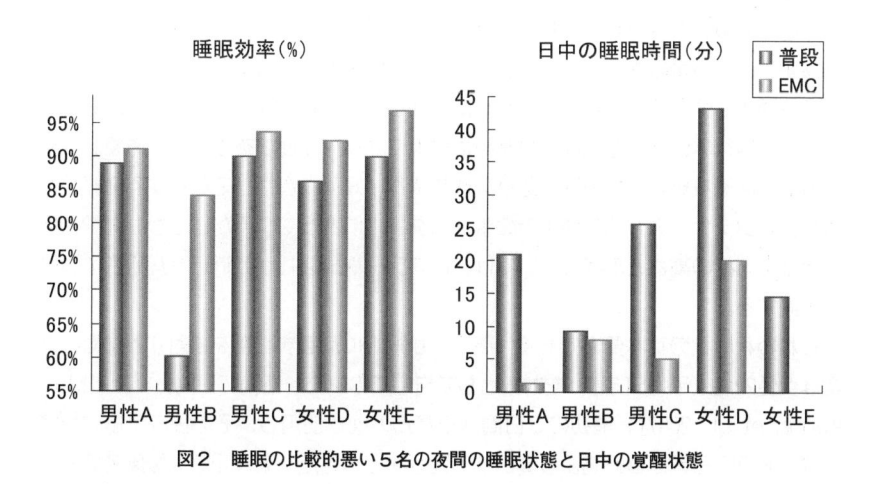

図2 睡眠の比較的悪い5名の夜間の睡眠状態と日中の覚醒状態

・木暮貴政，郭 怡，西村 章，白川修一郎：マットレスの弾力性が睡眠感に及ぼす影響．日本生理人類学会誌，10特別号(2)：154-155，2005．
・木暮貴政，田中 良，西村 章，白川修一郎：マットレスの通気性が睡眠感に及ぼす影響．日本生理人類学会誌，12(1)：19-24，2007a．
・木暮貴政，西村泰昭，郭 怡，白川修一郎：寝返り・寝心地を重視したマットレスによる睡眠改善効果，日本生理人類学会誌，12特別号(1)：40-41，2007b．
・木暮貴政，白川修一郎：マットレスの幅が睡眠に及ぼす影響．日本生理人類学会誌，12(3)：147-151，2007c．

枕の開発研究における事例紹介

　最近では高機能な寝具の開発が盛んであるが、その基本的な機能が夜間睡眠に及ぼす影響について検討した研究は多くない。ロフテー株式会社では、これまで枕に注目して研究開発を行ってきた。睡眠中の寝姿勢を適切に維持するための枕の基本要素としては素材や高さ、形状があげられる。素材は通気性や吸湿・放湿性など枕の機能を左右する重要な要素であり、季節により環境変化の大きい日本では、気候に合わせて枕の素材を選ぶ必要がある。代表的な枕の充填素材としてはそば殻、ポリエチレンパイプ、羽根、ポリエステルわた、ウレタンフォームなどがあげられる。四季を通して環境依存性の低い（例：温度により硬さが変化しない）素材であることはもちろんのこと、夏季には通気性がよく熱のこもらない素材が、冬季には適度な保温性のある素材が勧められる。最近では冷却効果のある枕が夏季の睡眠の質を改善することも報告されている。また、枕の素材選択の際には寝姿勢を適切に維持できる硬さや弾力性があることとともに、なじみのある感触であるかどうかも考慮したい。慣れない感触の枕は、睡眠阻害要因になる可能性があるからである。素材の特徴にはそれぞれ一長一短があり気候や慣れ・好みに合わせて選択する必要があるが、メンテナンス方法が使用者の生活スタイルに合っているかどうかも選択の目安となる。枕の高さと形状については、ロフテー株式会社が最近行った研究について概説する。

　われわれは枕の基本要素である「高さ」が睡眠に及ぼす影響を検討するため、健常な女性22名（平均54.5歳）を対象として自宅での調査を連続17日間行った［Matsuura, et al., 2007］。最初の3日間はふだんの枕を使用し、その後、7日間最適高枕、もう7日間は最適高より高い枕で睡眠をとらせた（条件順序は被験者間でランダムに配置）。枕の高さについては被験者ごとに頸椎弧の深さを計測して調整した。頸椎弧の深さとは、立位で眼耳水平を維持した状態で頸椎点を基点とした垂線から首の後ろのカーブの最も深い部分までの距離であり、性別や年齢、体型などにより個人ごとに異なる。計測した頸椎弧の深さを枕の高さの目安とし、横になった姿勢を確認し最適高枕の高さを決定した。高い枕の高さは最適高枕の高さより2cm高く設定した。研究期間中、被験者は起床時に前夜の主観的睡眠評価（OSA 睡眠調査票 MA 版など）を含む睡眠日誌を記録し、同時に連続活動量も計測した。研究の結果、活動量から算出した客観的な睡眠内容には差が認められなかったものの、最適高枕の方が枕による睡眠阻害感が低かった。最適高枕に比べて高い枕では側臥位で寝つく頻度が高かった。枕の高さに合わせるために寝姿勢を変えて睡眠の質を維

持しようとしたものと考えられる。そのためか高い枕の方が、起床時に感じる腰痛や倦怠感などの身体的な症状の主訴が多く、起床時の疲労回復感が低い傾向にあった。このように高さの合わない枕を使用すると、睡眠阻害要因が増加し、睡眠による心身の回復に問題の生じることが示唆された。

　高すぎる枕を使用した場合に増加した側臥位は、仰臥位に比べて敷寝具と身体との接地面積が少なく、身体への負担が大きい。一方で、われわれが2000年から2004年にかけて行ったアンケート調査（n=2,748）の結果では、入眠期の寝姿勢は約4割の人で側臥位であった。この比率は、仰臥位で寝つく者の割合とほぼ同等であった。このような事実に基づき、側臥位姿勢を支持する補助枕「ボディピロー」（図1）の有効性についても検討した［牧野ら，2006］。健常な男女19名（平均45.8歳）を対象に、13日間連続で自宅での調査を行った。最初の3日間はふだん使用している枕を使用し、その後枕のみを5日間、枕とボディピローを5日間使用して睡眠をとらせた。研究協力期間中、寝つきの姿勢は側臥位とした（条件順序は被験者間でランダムに配置）。被験者に、OSA睡眠調査票MA版と起床時の気分状態評価（眠気，活力，気分，やる気）を含む調査票を起床時に記入させた。研究の結果、ボディピローを枕と合わせて使用した方が起床時の眠気が低く、睡眠時間満足感と疲労回復感が良好であった。側臥位で入眠する場合、枕だけでなくボディピローを併用することが良好な睡眠を維持するために有効であることが示唆された。

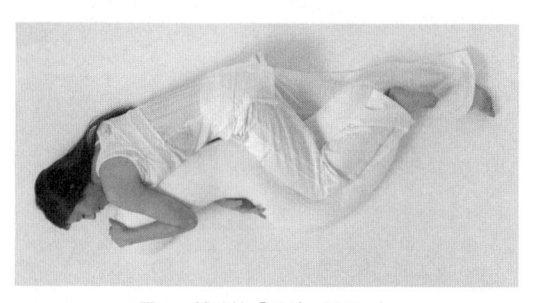

図1　補助枕「ボディピロー」

　このように、適切でない高さの枕は睡眠阻害要因になり、適切な高さの枕を使用することが良好な睡眠を維持するために重要であると言える。さらに、ボディピローのように工夫された寝具を用いることで、より良好な睡眠を得ることができる可能性も示されている。今後も、睡眠の改善を目的として、科学的事実に基づいた睡眠中の姿勢維持のためのより多くの機能的枕の開発研究を行う予定である。

（ロフテー睡眠文化研究所　松浦倫子／
エス アンド エー アソシエーツ株式会社　有富良二）

・Noriko Matsuura, Midori Yamao, Naomi Adachi, Ryoji Aritomi, Yoko Komada, Hideki Tanaka, Shuichiro Shirakawa: The Effect of Pillow Height on Nocturnal Sleep Evaluated by Subjective Scale and Activities during Sleep, *Sleep and Biological Rhythms* Vol. 5-1 P. A15, 2007.
・山本由華吏, 田中秀樹, 高瀬美紀, 山崎勝男, 阿住一雄, 白川修一郎:中高年・高齢者を対象としたOSA睡眠感調査票（MA版）の開発と標準化, 脳と精神の医学, 10:401-409, 1999.
・牧野耕治, 安達直美, 松浦倫子, 有富良二, 鈴木直幸, 田中秀樹:枕とボディピローの併用が側臥位寝姿勢時の快適度と睡眠に及ぼす影響, 第8回日本感性工学会大会予稿集2006, p.165, 2006.

第4章
運動と睡眠

・この章のポイント

　運動は睡眠を促進する要因と妨げる要因の両者を内包しており、運動したその晩の睡眠は、運動の種類、強度、時間、時刻や対象の特性などにより改善することも逆に悪化することもある。一方、習慣的な運動は良好な睡眠のための重要な要素の一つであることがほぼ一貫して確認されている。運動実施にあたっては安全に配慮し、特に朝、起床3時間後までに心循環系の事故が集中することに留意する必要がある。

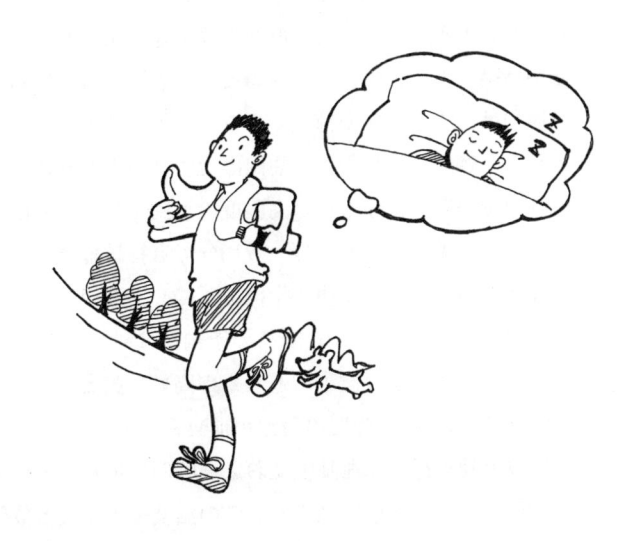

1 はじめに

　一般に運動は睡眠を促進するものと考えられているが、その関係は対象の特性や運動の内容の影響を受けるため、やみくもに運動すれば快眠が得られる訳ではない。運動時には、筋骨格系、呼吸循環系、代謝内分泌系など生体内の様々なしくみが動員され、これらの応答は運動の種類、強度、時間などによって異なるものとなる。また近年、夜間にも営業時間を設けるスポーツジムが増えているが、運動する時刻と睡眠の関係にも注意が必要である。運動は睡眠とともに健康を支える重要な要素の一つであり、両者の関係に気を配ることで、より高い健康増進効果を得ることが期待できる。これらを踏まえ、本章では、まず運動時の様々な生理的応答について概説し、その上で「運動と生体リズム」、および「運動と睡眠」について解説する。

2 運動の生理学

　運動を開始すると呼吸循環系や内分泌系は直ちに応答を開始し、運動の強さに応じた心拍数や換気量の増大、および血中のストレス性ホルモン（ノルアドレナリンやコルチゾールなど）の分泌増加がもたらされる。これらの背景として自律神経系では交感神経活動が亢進する。また、運動すると脳内にβ-エンドルフィンなどの麻薬様物質が分泌され、ジョギングなどにより気分が高揚することのメカニズムとして説明されている。

　運動は、その強度や種類により、無酸素運動と有酸素運動の2種類に大別される。無酸素運動とは、短距離走や筋力トレーニングなど数秒～数10秒で運動の持続ができなくなる高強度の運動を指し、有酸素運動とは、ジョギングやウォーキングなど数分～数10分でも持続可能な運動を指す。有酸素運動では運動強度を表す簡便な指標として心拍数がよく用いられ、「220－年齢」という最高心拍数（HRmax）の予測値に対する％で強度が表される。一般に、無理なく、かつ健康増進効果の高い運動として予測HRmaxの70％前後の強度で20～60分程度の運動が推奨されている。

　全身運動を行うと運動強度および時間に依存して体温（深部体温）が上昇し、最高で40℃前後に達する。この温度を越えると疲労困憊に至って運動が

遂行不可能となる。暑熱環境下でさらに高体温に達すると熱中症を誘発し、生命が脅かされる。高体温に対する体温調節反応は、皮膚血管の拡張による皮膚からの熱放散と発汗による汗の気化熱という2つの手段であり、いずれも運動習慣を有する鍛錬者の方が優れ、また、子どもや高齢者では成人に比して劣っている。

　筋力トレーニングなどの翌日に経験することの多い筋肉痛は、筋や周辺組織の損傷により引き起こされる炎症反応である。筋は、特に筋肉が伸ばされながら緊張するような筋収縮様式（伸張性収縮）によって損傷されやすく、スキーや山下りなどがその典型である。筋肉痛を軽減するには、事前のストレッチや準備運動、運動後の軽い有酸素運動の実施などが有効である。

　以上、運動時における身体の応答について概観したが、適切な強度・頻度で習慣的に運動を行うと、トレーニング効果として呼吸・循環機能や体温調節機能などが向上する。その他にも、副交感神経活動の亢進、体脂肪量の低下、および心理状態の改善などがもたらされ、生理的な予備能の向上を介して健康度全般の向上が期待できる。

3　運動と生体リズム

　生体リズムの位相に最も強く影響する要因は高照度光であるが、運動も位相を変化させる作用を有し、実験研究では、夜間〜深夜の運動後に1〜2時間の位相後退が確認されている（日中から夕方の運動では一致した見解は得られていない）。実験研究では光や食事などの影響を統制して運動のみの影響が検討されるが、実際の生活で夜間〜深夜に運動を行うと、運動時に高照度光を浴びる可能性や夕食摂取時刻の遅延・夜食の摂取など、他の要因からも生体リズムが位相後退（夜型化）するものと思われる。したがって、通常の社会生活下で夜間〜深夜に運動すると、生体リズムの位相後退がもたらされ、朝の起床困難や午前中の心身不調などの原因となる可能性が考えられる。また、夜間の運動による交感神経活動の亢進が就床時刻まで持続すると、入眠困難や入眠後の覚醒反応など、睡眠の質・量が低下する危険性が考えられる。一方、日中の運動習慣は生体リズムの規則性を整える作用があり、快適睡眠を確保する有力な手段になる。特に高齢者では、夕方以後のうたた寝が

夜間睡眠の質を低下させることが多く、この時間帯に軽運動を行って覚醒水準を高めることで、夜間睡眠が改善するという結果が報告されている。

運動機能などの生理的諸機能の中には概日リズムを示す指標が多く、例えば、筋力や筋パワーは夕方頃に最高、早朝に最低となるリズムを示す。このようなリズムの中で注意すべき事項として、心臓血管系の事故発生が睡眠後半から起床後3時間に集中するということがある。この原因は起床に向けての血圧の急増や睡眠中の発汗による血液粘度の増加などであり、予防策として、就床前と起床時の水分補給、早朝〜午前の激しい運動はできれば避けること、行う際には軽い運動とし、当日の体調にも十分留意すること、などが大切である。

4　運動と睡眠

主観的睡眠評価に関する大規模調査研究結果では、運動習慣が睡眠に良好である結果がほぼ一貫して認められている。運動習慣は、上述した健康度全

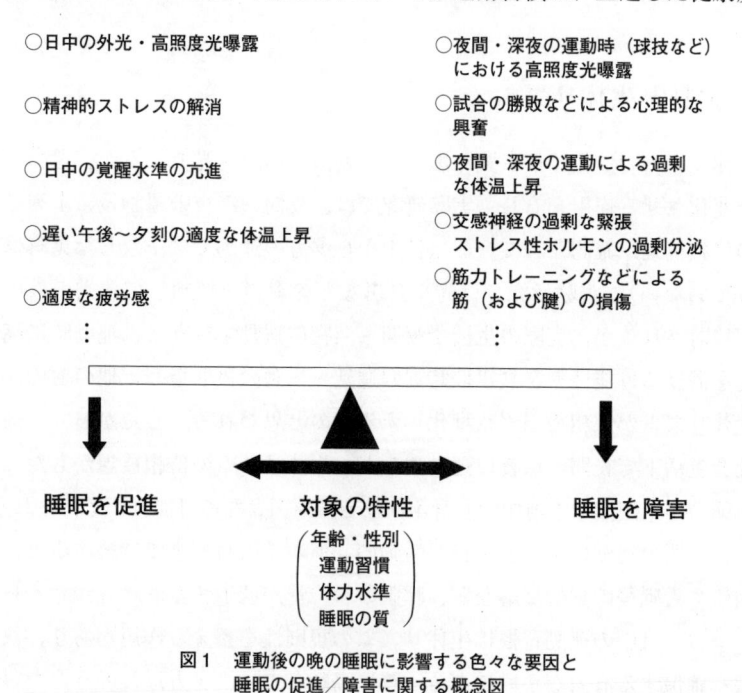

睡眠を促進	睡眠を障害
○日中の外光・高照度光曝露	○夜間・深夜の運動時（球技など）における高照度光曝露
○精神的ストレスの解消	○試合の勝敗などによる心理的な興奮
○日中の覚醒水準の亢進	○夜間・深夜の運動による過剰な体温上昇
○遅い午後〜夕刻の適度な体温上昇	○交感神経の過剰な緊張　ストレス性ホルモンの過剰分泌
○適度な疲労感	○筋力トレーニングなどによる筋（および腱）の損傷
⋮	⋮

対象の特性
（年齢・性別
運動習慣
体力水準
睡眠の質）

図1　運動後の晩の睡眠に影響する色々な要因と睡眠の促進／障害に関する概念図

般の向上や生体リズムの規則性の強化などを介して夜間睡眠の質を改善するとともに、運動習慣を生活に取り入れるような健康志向や生活の余裕など、考えられる他の付随する要因も快眠に貢献している可能性がある。

一方、運動したその晩の睡眠では、入眠潜時の短縮、総睡眠時間や徐波睡眠出現量の増大、レム睡眠の抑制などがもたらされるが、睡眠に異常のない健常者では、これらの変化は数分～約10分程度にすぎない。逆に運動習慣の無い対象や過度な運動では、その晩の睡眠が障害されることが多い。運動は、それ自体が覚醒刺激であるが、体温上昇、覚醒水準の亢進、運動による爽快感などの要因は、運動後の夜間睡眠を促進する作用を有しており、日中に屋外で運動すれば高照度光曝露の効果も加わることになる。一方、運動による筋損傷、勝敗などに起因する情緒的興奮、および、就床時まで持続するような交感神経活動の亢進や高体温は、その晩の睡眠を妨げるものと考えられる。このように、運動は睡眠を促進する要因と妨げる要因の両者を内包しており、対象の特性や運動の内容（種類、時間、強度、時刻）により、その晩の睡眠への影響が異なるものとなる（**図1**）。

快眠を意図した運動とは、睡眠を障害する要因の少ない、中強度の有酸素性運動（ジョギング、ウォーキング、水泳などを予測 HRmax の70％前後の強度で20～60分程度）になり、特に関節痛・筋肉痛の生じにくい水泳・水中運動は快眠に適した運動といえるかもしれない。また運動実施にあたって最も重要なことは事故予防であり、この観点から、特に中高年者では慣れな

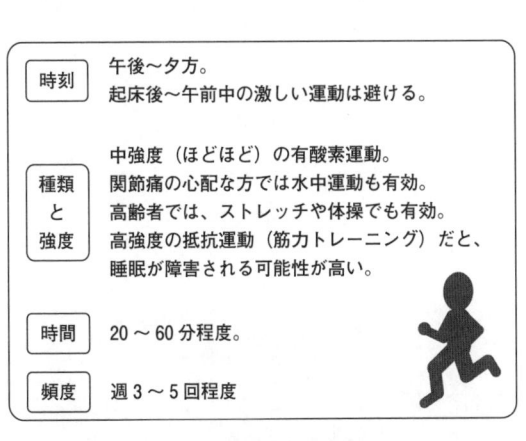

時刻	午後～夕方。 起床後～午前中の激しい運動は避ける。
種類と強度	中強度（ほどほど）の有酸素運動。 関節痛の心配な方では水中運動も有効。 高齢者では、ストレッチや体操でも有効。 高強度の抵抗運動（筋力トレーニング）だと、睡眠が障害される可能性が高い。
時間	20～60分程度。
頻度	週3～5回程度

図2　快眠を意図した運動

い早朝の激しい運動は避けるべきである。一方、日中の覚醒の質が低下する高齢者では、運動強度の低いストレッチや体操などでも夜間睡眠を改善することが報告されている。これらをまとめて図2に示した。

　運動による睡眠改善効果は、運動したその晩の睡眠ではなく、より長期的に考えた方がよい。時には筋肉痛も体験しながら継続していくことで、睡眠を含む様々な機能改善を期待することができる。また、これら機能改善を含め、運動後の疲労回復には良質な睡眠が必須である。運動を生活に取り入れる際には、食生活はもとより、睡眠に影響する運動以外の生活習慣（第10章「睡眠改善技術」参照）にも配慮することを忘れてはならない。

（水野　康）

参考文献
浅野勝己, 田中喜代次（編著）：健康スポーツ科学, 文光堂, 2004.

図版出典
水野　康：運動と睡眠, 日本睡眠改善協議会ホームページ掲載論文, 2007.

第5章
子どもの教育と睡眠
――基本的な生活習慣と自己管理能力を育む

・この章のポイント

　子ども達の生活環境が人工的になるにしたがって、子ども達の生活リズムは乱れ、心身の健康のみならず、日常生活における集中力や適応力、心の安定性やさらには学力の伸びにもその影響が指摘されはじめている。しかし一般的には、このことが生活環境の変化による基本的な生活習慣の乱れの影響を受けているという認識はあまりされていない。

　そこで基本的生活習慣、なかでも睡眠・覚醒リズムを整えることで子ども達の姿が変わることや、その生活習慣を確立するために子ども達自身に生活の自己管理能力をつちかうことの重要性について解説したい。

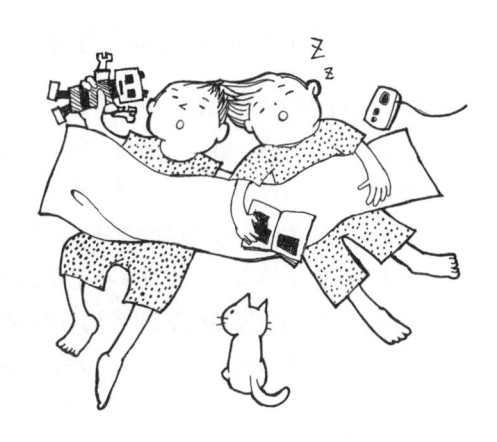

1 子ども達をとりまく生活環境と生活の自己管理能力育成

現代の子ども達の生活環境には、24時間快適な温湿度や照明環境が保障され、さまざまなモノや情報があふれている。この環境はあたかも白夜のようで、意識的に雨戸や遮光カーテンを閉めて睡眠時間を確保するように、生活の自己管理がされなければ、いたずらに覚醒と活動を続け、本来の健康な生活が阻害されると懸念される。子ども達はただでさえ生体時計や生体リズムを狂わせやすい（家庭、地域、社会）環境の中で、年齢・学校段階が上がるにしたがい、学習塾や習い事、テレビやゲームなどで夜間の生活を優先し、帰宅や就寝時刻はますます遅くなっている。心身の成長期に生活の夜型化が定着し、やがて大学生、社会人として自立した生活を営もうとした時に、にわかには生活習慣の改善ができず、社会的不適応が露呈する事態にもなりかねない。

私の研究室では、子ども達の発達の早い段階で、生活リズムの乱れ、睡眠不足、蓄積疲労による学校での居眠りや集中力の低下、情緒不安定や引きこもりなどの状況を把握し、生活習慣と心身の健康改善のための一助としたいと考え、1996年以降、児童・生徒の睡眠習慣を中心に生活行動への影響とその改善策について研究を進めている。本研究の目的は子ども達の生活を総合的に捉え、家庭と学校・地域が連携して子ども達の生活習慣の確立をめざすことと、発達段階に応じた生活の自己管理能力（改善能力）を育成することである。

2 子ども達の睡眠習慣と生活実態

厚生労働省の調査でも日本人の5人に1人は睡眠について何らかの悩みを抱えていることや、5年ごとのNHK国民生活時間調査によっても、日本人の平均的睡眠時間が調査のたびに減少し、1975年には8時間5分であったのが、2005年の調査では7時間22分（10歳以上4万人の平均）となっていることが報告されている。また日本小児保健協会によると、夜10時以降も起きている3歳児の割合は1980年が22％、1990年で36％、2000年では52％と急増している。日本人は国際的に見ても安全に眠れない危機的な状況下（戦争、飢

餓、住宅難など）ではないのに睡眠を充足できない、あるいは重視しない国民であると言っても過言ではない。近年この状況は地域、職業、家族構成などの差が若干あるものの日本全体、全世代に見られる傾向であり、とくにおとな社会の影響を受けやすい子ども達の生活に著しい変化をもたらしている。1996年以降当研究室で行ってきた調査、実験のデータを示しながら子どもの睡眠について現状を理解し、対策を考えたい。

(1) 乳幼児の睡眠習慣と生活実態（2005年および2003年の調査）

2005年に富山県保育士会委託研究実行委員会と共同で行った5歳以下の乳幼児の保護者1,048人対象の調査では、夜9時～9時30分に就寝する幼児がどの年齢段階でも4割前後で最も多く、9時30分～10時の2割前後を合わ

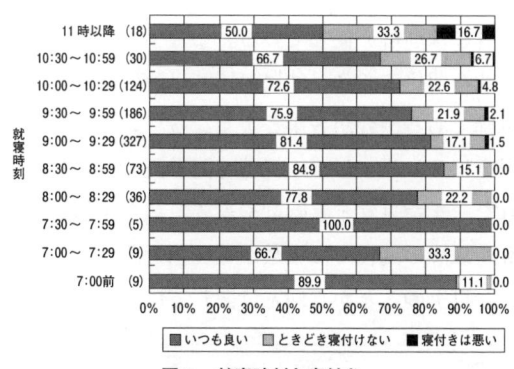

図1　就寝時刻と寝付き

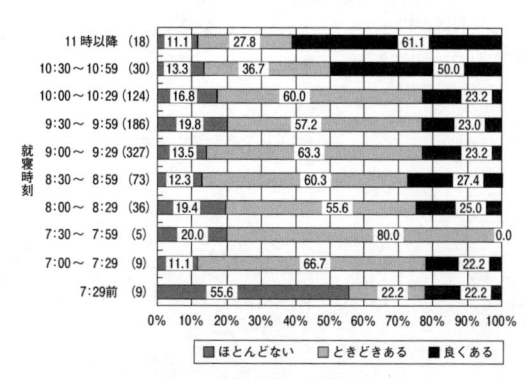

図2　就寝時刻と情緒不安

せると、9時台が6～7割を占める。これは後述する10年前、1996年調査の小学校低学年の状況が幼児にまで低年齢化していることを示すもので、子ども達の夜型生活は地方都市富山県でも進行しているといえる。この調査をさらに分析していくと、図1に示すように、就寝時刻が9時を過ぎると子どもの寝つきが悪いと評価する保護者の割合が漸次増加していく。また就寝時刻は幼児の日中の情緒不安定さとも有意な関連がみられ、図2に示すように、全体的に2割強の「情緒不安定なことがよくある」幼児がいるものの、10時半を超える幼児には半数以上が、情緒不安定な傾向がみられる。さらに家族の生活の影響では、夕食時刻とも有意に関連し、9時30分以降に就寝する児童に夕食が7時以降である割合が5割を超えるようになることから、早寝のためには7時前後に夕食を済ませることが望ましいといえる。そこで今や「夜ごはん」と言われがちな食事を「夕ごはん」に近づけるように、幼少期の子どもをもつ保護者には理解を促している。また子どもの就寝時刻は保護者の就寝時刻とも有意な関係にあり、幼児が10時以降に就寝する子の保護者は就寝時刻が11時以降である割合が8割と多くなっている。その他、就寝時刻が10時を過ぎる児童はテレビ・ビデオ視聴時間も長く、朝食の欠食割合が増える傾向もみられた。また目覚まし時計や家族に頼らず朝自然に目が覚める自立起床は、夜9時以降の就寝では半数から9割近くができなくなる有意な関連も認められた。以上のことから幼児に関してはできるだけ9時までに就寝

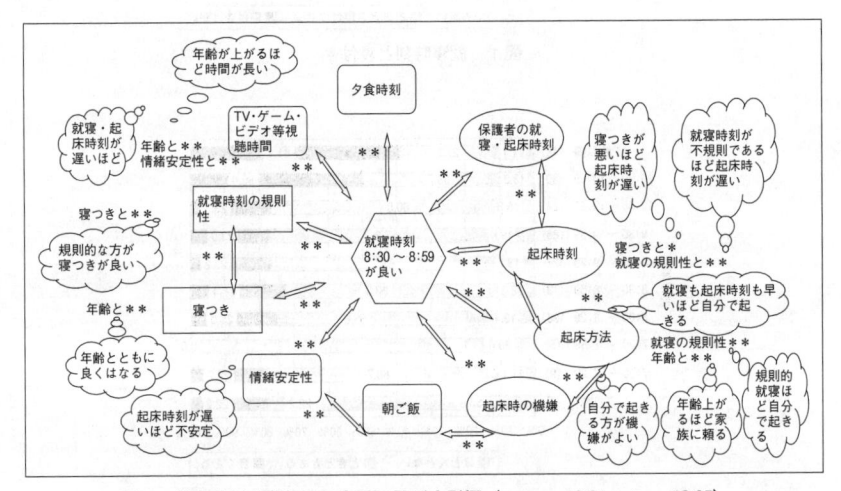

図3 就寝時刻が乳幼児の生活に及ぼす影響（＊＊ p＜0.01 ＊ p＜0.05）

すること、10時を超えると様々な生活上の弊害が生じることなどが示唆された。

本調査の分析の結果、とくに乳幼児の就寝時刻が日常の生活行動と関連していることが明確になったので、その概要を図3に示す。また乳幼児の睡眠習慣と生活には、次のような関連が認められた。

① 乳幼児の生活において、テレビゲームやテレビ・ビデオ視聴に割く時間のウエイトは大きく、とくに平日よりも休日に長時間になる傾向が認められた。しかしこのゲームやテレビ・ビデオ視聴時間は、就寝時刻を遅らせ、日中の情緒を不安定にする傾向が認められた。
② 就寝時刻は多くの生活項目と関連が認められたが、とくに就寝時刻が規則的で寝つきが良いほど、起床時刻が早く、自分で起きる自立起床をし、朝食を毎日食べる割合が高い傾向が有意に認められた。
③ 寝つきが最も良く、朝の機嫌が良くなった就寝時刻は「8時30分～8時59分」であり、それよりも就寝時刻が遅くなるにしたがって、寝つきが悪くなり、朝の機嫌も悪くなり、昼間の情緒が不安定になる傾向が有意に認められた。
④ 自立起床ができるほど、朝の機嫌が良く、家族に起こされる場合は朝の機嫌が悪い傾向が認められた。
⑤ 乳幼児の就寝時刻を早めるためには夕食を午後7時頃までに食べることが望ましいことが明らかとなった。
⑥ 乳幼児の睡眠習慣は保護者の睡眠習慣の影響を大きく受けていることがわかったことから、乳幼児の心身の健康を維持促進するためには、まず保護者から生活の見直しをすることが重要な課題である。

一方で、2003年に当研究室で富山県内の保育園・幼稚園の保護者を対象に行った888人の生活習慣に関する指導状況については表1に示すように、家庭でも「指導し確立」とされる割合が比較的多いのは「衛生」と「挨拶」の習慣で3割程度である。指導のみで確立しているとはいえない項目が「食事」や「整理整頓」などに関することと「就寝・自立起床」で4割以上が指導のみとしている。指導しなくても確立していると評価される項目も「衛生」や「挨拶」習慣が中心であるが、指導もなく確立もしていない項目として「毎

表1 未就学児の生活習慣の確立 (2003年 n=888)

生活習慣項目	指導し確立	指導のみ	指導なくても確立	指導も確立なし
手を洗う	27.5	28.1	39.1	5.3
歯を磨く	31.1	33.9	32.2	2.8
顔を洗う	16.5	39.2	26.5	17.8
下着を着替える	26.3	15.7	49.8	8.2
お風呂に入る	28.6	15.9	51.4	4.0
パジャマを着る・脱ぐ	27.1	12.8	55.5	4.6
服装を整える	12.7	45.2	23.2	18.9
玄関で靴をそろえる	10.5	49.9	21.0	18.6
決まった時間に寝る	18.9	43.8	28.6	8.7
暗い部屋で寝る	12.9	12.1	46.7	28.3
自分で起きる	7.0	39.0	30.6	23.4
毎日排便する	7.5	16.4	47.6	28.5
「おはよう」・「おやすみなさい」を言う	27.6	20.6	45.7	6.1
「いただきます」・「ごちそうさまでした」を言う	28.7	21.0	44.5	5.8
「ありがとう」・「ごめんなさい」を言う	26.0	35.2	34.6	4.3
偏りのない食生活（好き嫌いをなおす）	7.7	60.7	17.8	13.8
食事のマナー	6.9	70.7	6.8	15.6
身のまわりのものの整理整頓	7.2	74.4	8.5	9.9
健康な生活リズム（遊び・食事・睡眠）	11.0	40.1	28.0	20.9

日排便」「暗い部屋で環境を整えて寝る」「自分で起きる」「遊び・食事・睡眠などの健康な生活リズム」の割合が2割以上であることが懸念される。このことから子どもの睡眠覚醒リズムの確立を促す方策が、心身の発達段階や環境調節の視点から講じられることの必要性に迫られている。

3 小学生から大学生までの生活実態（1996年～1998年調査）

前述のように、子ども達の睡眠習慣をはじめとした基本的生活習慣の確立の遅れや未形成が心身の発達に何らかの影響を及ぼし、やがて社会的不適応や問題行動へとつながる可能性を懸念する。当研究室がこれまで行ってきた研究では、就寝時刻の遅れや睡眠時間短縮、睡眠不足感の増加が日中の疲労感を増し、集中力や活動レベルなどのQOL（Quality of Life）を低下させ、体温上昇も阻害し、さらに夜更かしの悪循環を招き、心身に影響を及ぼすことがわかっている。図4に示すように子ども達の就寝時刻は小学校低学年で

第 5 章　子どもの教育と睡眠　85

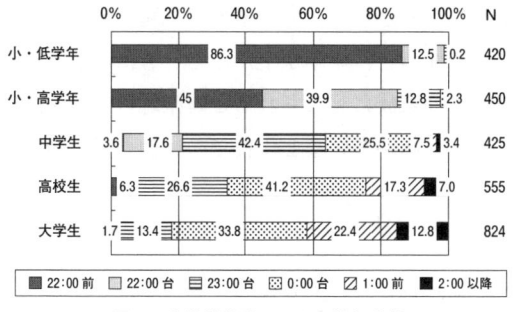

図4　各学校段階における就寝時刻

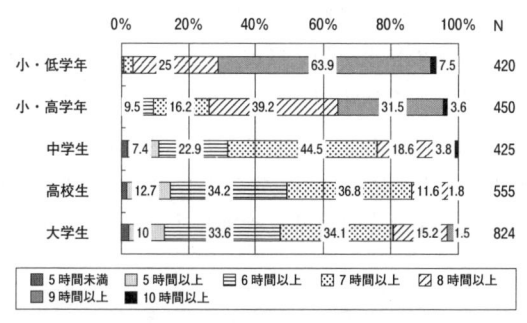

図5　各学校段階における睡眠時間

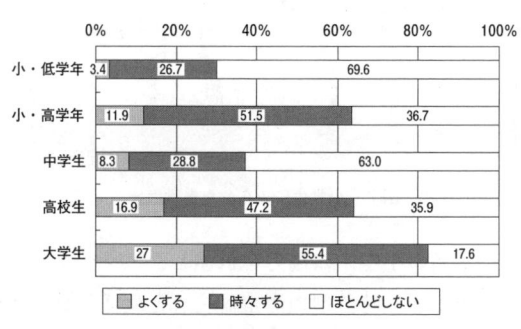

図6　授業中の居眠り

は夜10時前が9割近くであるが、高学年では半数以下になり、中学生では10時台はほとんどみられず、11時以降が8割、高校生では0時以降が6割以上、大学生では8割以上が0時以降と、平均で発達段階3年ごとに1時間ずつ遅寝になっていた。このことによって睡眠時間は図5のように発達段階とともに短縮し、図6のように授業中の居眠り経験も増える傾向がみられた。また、これまでの睡眠研究でも目覚めの爽快感が就寝時刻や睡眠の質・量、

規則性と相関が高いことがわかっているので、起床時の気分とさまざまな生活行動の関連を分析すると、学年が上がるとともに、起床時の気分は低下すること、自立起床より家族に起こされると起床時の気分が悪いこと、起床時の気分が悪いほど忘れ物が多いなど学校での行動力低下傾向が強いことなども判明した。

4　子ども達の心身の疲労実態

　2002年11月に小学生256人の睡眠実態と疲労調査をした際に子ども自身が回答した自覚症状調べの結果を図7に示す。訴えの多かった項目は上位4項目が「ねむけ、だるさ」を示す項目で、日常生活における睡眠が不十分であると推察される。続いて「ちょっとしたことが思い出せない」以下の項目は「注意集中の困難」を示す精神の不安定さを表すものであり、夜型化している生活が、子ども達の心身を慢性的に疲労させていると推察できる。

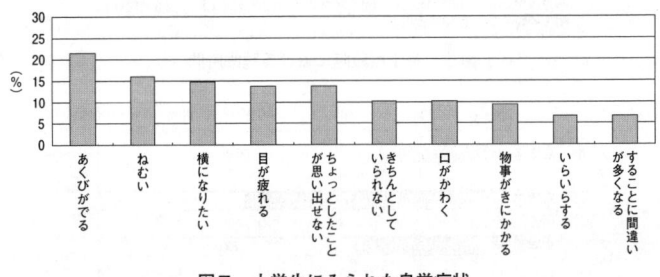

図7　小学生にみられた自覚症状

　また、夏休みに7名の小学生に協力を依頼し、アクチグラフという活動量を三次元で連続測定できる時計型の測定器装着と生活行動や体温、疲労の記録調査を実施してもらった。その結果、就寝時刻が規則的な場合と、不規則な場合で違いが認められた典型的な例を図8と図9に示した。就寝時刻が決まっている1年生女児は就寝前の体温低下が毎日顕著で規則的であり、睡眠の質が高いことが推察できるのに対し、室内でゲームをすることの多い5年生男児は、日中の活動量も少なく、就寝前の体温低下も見られる日と見られない日があり、疲労症状の訴え数も多い結果であった。このことから規則正しい睡眠が必要であることはもとより、体温などの生体リズムを維持するた

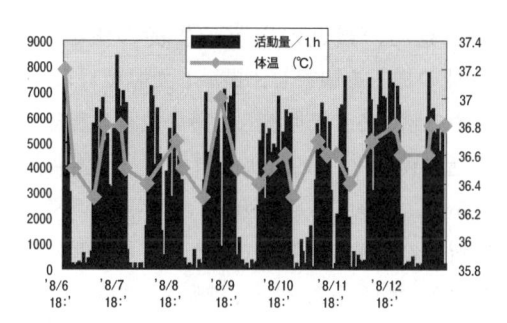

図8　就寝時刻が規則的な児童の体温リズムと活動量
(小学1年生女児：生活調査からも日中の活動が活発で、精神的にも前向きな姿勢)

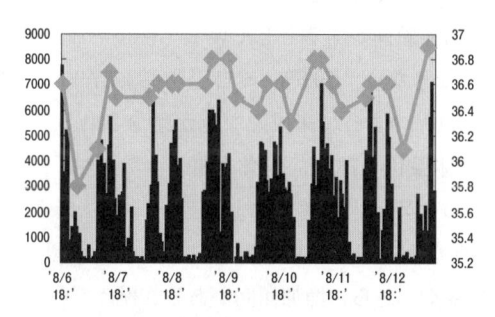

図9　起床時刻が一定の児童の体温リズムと日中の活動量
(小学5年生男児：生活調査から、ゲームなど室内遊びが多く、疲労症状が多いことが特徴)

めにも就寝時刻を乱さないことが健康な眠りの鍵を握ると当研究室では確信し、現在も研究を進めている。

5　児童・生徒の学校生活の様子

つぎに、家庭での生活が夜型化している子ども達が1日の多くの時間を過ごす学校生活についても調べ、夜更かしや睡眠不足による日中のQOLの低下も改善したいと考えている。2002年12月に養護教諭（保健室の先生）の調査を富山県内の小学校（225校）、中学校（85校）、高等学校（57校）全てに郵送調査法で行った。調査内容は、児童・生徒の心身の健康状態についての41項目を4段階評価することと、児童・生徒の健康に関する自由記述などである。郵送調査にもかかわらず回収率78.2％であったことから養護教諭の児童・生徒の日常生活や心身状況への関心の高さがうかがえた。

(1) 養護教諭から見た、最近の児童・生徒の生活や心身状況

　近年の児童・生徒の様子を観察し、提示した41項目について増加傾向を「とても感じる」「やや感じる」と回答した養護教諭の割合を示す。睡眠習慣と関連の深い「生活の夜型化」は98.6％とほとんどの養護教諭に認識されており、「朝寝坊」85.4％、「睡眠不足」89.3％、「朝からあくび」78.2％で、学校生活からも睡眠習慣の問題点が確認できる。さらに朝の時間に余裕がないために生じる「朝食欠食傾向」71.2％、「排便習慣の未確立」79.8％も増加していると感じられている。また、心身の不健康さを示す「情緒不安」80.0％、「キレやすい」71.9％、「我慢できない」86.1％、「疲れている」81.3％も8割前後の養護教諭が増加傾向があるとしている。性格形成や発達段階からみても「不調の説明ができない」79.6％、「自己中心」87.9％、「幼稚」70.6％、「指示待ち傾向」85.1％のように未成熟な点が懸念される。その他、「不登校傾向」62.7％、「低体温化」78.2％、「体力低下」74.4％、「姿勢が悪い」90.0％、「すぐに骨折」68.2％、「肥満傾向」75.7％、「視力低下」89.0％、「アレルギー傾向」92.4％など、41項目中29項目において6割以上の養護教諭が最近の児童・生徒に多く、さらに増加傾向があると捉えていることが判明した。養護教諭にたずねた41項目について主成分分析を行った結果、養護教諭の気になる児童・生徒の様子は、「情緒不安定」「幼稚性」「体調不良」「生活リズムの乱れ」「疲労」の5つの因子に分けることができた。

(2) 発達段階別にみた傾向

　調査で提示した41項目の増加傾向を発達段階別に検討した結果、小、中、高校生と、学校段階に比例して確立されるべき生活習慣と心身の成長が、反対に未確立傾向を示す割合が増加していくことが明らかとなり、とくに成長期である中学生、高校生では懸念される結果となった。以下項目の一部について学校段階ごとの比較検討を紹介する。「生活の夜型化」は「とても感じる」が、小（59.9％）、中（76.2％）、高（80.9％）と増加傾向が感じられる割合が増え、同様に「朝寝坊傾向」（小28.2％、中40.3％、高42.6％）、「睡眠不足傾向」（小31.6％、中44.4％、高40.4％）、「朝からあくびをする」（小20.3％、中27.0％、高25.5％）生徒の増加も認められた。

　睡眠は心身の疲労やストレス回復に最も有効な手段であるが、睡眠が十分

第5章　子どもの教育と睡眠　89

高校	59.6	40.4		
中学校	50.8	36.5	9.5	3.2
小学校	29.4	51.4	17.5	1.7

■とても感じる　■やや感じる　□あまり感じない　■全く感じない

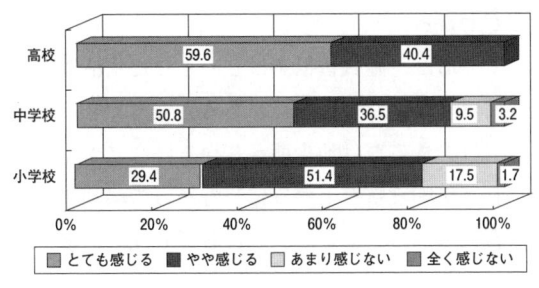

図10　すぐに疲れた、だるいという

でないことと連動して「朝からでも疲れている」児童・生徒の増加を「とても感じる」養護教諭の割合は小20.3％、中27.0％、高36.2％と学校段階とともに増え、とくに「すぐに疲れた」という児童・生徒の増加は図10に示すように、多くの養護教諭に認識され、他の調査結果（日本体育大学）とも一致している。

　精神的には「キレやすい」（中74.6％）「情緒不安定」（中87.3％）「我慢ができない」（中85.7％）はいずれも中学生に「とても」あるいは「やや」増加傾向があると認識されている。しかし、人格的成長面では「自己中心的」が高校生で最も増加傾向（とても、やや感じるを合わせて97.8％）が感じられており、同様に「依存的で指示待ち」（同じく小83.0％、中88.8％、高89.2％）や「集団行動がとれない」（同じく小58.5％、中71.4％、高70.2％）も小、中、高校の順に増加していくように認識されている。その結果、図11に示すように「平均的な発達よりも幼稚」な児童・生徒の増加は高校生で最も強く感じられており（とても、やや増加を感じる87.2％）、「自分の心身の状態などが説明できない」と感じられているのも高校生に最も多く（同じく91.4％）

高校	25.5	61.7	12.8	
中学校	17.5	60.3	22.2	
小学校	14.9	48.9	33.9	2.3

■とても感じる　■やや感じる　□あまり感じない　■全く感じない

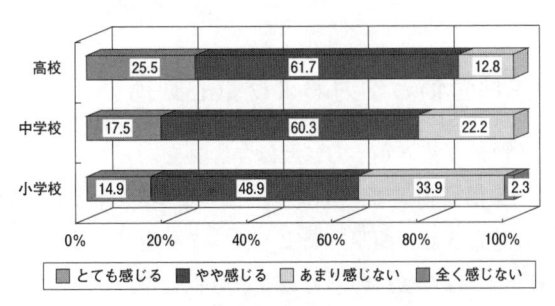

図11　平均的な発達よりも幼稚

なっていることがわかった。
　このように見てくると、睡眠習慣をはじめとした生活習慣の未確立と心身の発達の問題点には少なからず、関連があると推察できる。
　基本的生活習慣はできるだけ幼少期から徐々に身につくように家庭や学校で配慮されなければ年齢段階が上がるにしたがって深刻な心身状況へと変容し、やがて生活習慣病への引き金が引かれる可能性も示唆された。

(3)　養護教諭の自由筆記
　小学校177人中130人、中学校63人中50人、高校47人中34人の養護教諭が自由筆記欄に最近の児童・生徒の気になる様子を記述していた。特徴的なものを以下に示す。
　小学校　生活が親と一緒に夜型になっている。土日の疲れが休日明けに影響している。月曜日の欠席、保健室の来室が多い。寝つけないと訴える子が多い。朝からあくびが多い。集中力がない。だらだらしている時間が多い。ストレスに弱い。中年太り体型の子が多い。姿勢が悪い。
　中学校　睡眠不足と疲労による頭痛の訴えが多い。保健室でぐっすり眠る生徒が多い。授業中や集会中の居眠りが多い。体調不良が続く生徒が多い。夜中のメール交換で寝不足の生徒が多い。朝食抜きの生徒が多い。病気予防意識が低い。
　高校　ストレスの発散が下手。胃腸症状の訴えが多い。昼夜逆転、遅刻、早退、授業中トイレに行ったりダラダラ気味。眠れないという生徒が目立つ。情緒不安定や悲観的な考えの生徒が増加。便秘による腹痛の訴えの増加、などである。

6　児童の生活習慣と学力および重心動揺

　2006年に生活習慣の確立が学力に及ぼす影響を明らかにする目的で、小学校1～6年生の生活習慣調査（468名）、2～6年生（390名）の重心動揺測定（水平な台に直立させ、開眼・閉眼の状態で一定時間体のふらつきを測定する）、3～6年生（277名）の学力調査を分析した。
　生活習慣を概観すると、学年上昇とともにテレビ・ビデオ視聴時間やゲー

ム・パソコンなどの時間が増し生活が不規則になる傾向と、睡眠習慣の乱れが睡眠評価を低下させ、体調の悪さや情緒不安、授業の集中力低下を助長させ、小学生のQOLが低下していた。

　学力と生活習慣では、就寝時刻が早いほど学力調査の平均点が高い有意な関連が認められた。平均95点以上の割合は、9時前就寝で41％、9時台で28％、10時台で22％、11時台で14％、12時台は0％で、学年別でも同様である。教科別では算数に有意差が認められ、3、4年生で就寝時刻が早いほど点数が高い。テレビ・ビデオ視聴時間と学力調査にも有意差があり、平均80点以上にテレビ・ビデオ視聴時間1時間未満が3～4割に対し、80点未満ではテレビ・ビデオ視聴時間1時間未満は1割、3時間以上が3割である。また平均点が高い児童ほどお通じも良く（便秘にならない）、疲れにくく、頭痛・腹痛が少なく、家族との会話もあるという有意な関連も認められた。

　重心動揺測定については、開・閉眼各30秒で軌跡長（㎜/sec）、前後・左右の軌跡長（ふらつきの幅）、実効値面積（ふらついた範囲の面積）の分析をしたが、390名の平均値はどの測定値も閉眼よりも開眼で値が短縮した。睡眠習慣では、起床時刻が早いほど有意に閉眼の前後方向の軌跡長が延長した。とくに5時半前起床では37.5％、6時前起床では25％が20㎜/sの最長軌跡長となった。軌跡長は就寝時刻よりも起床時刻と有意な関連が認められた学年が多く、朝の自律神経系の活性化に課題があり、夜更かし短時間睡眠も重心動揺を拡大すると推察できる。同様に熟眠感は図12にも示すように開眼実効値面積を、テレビ・ビデオ視聴時間短縮は閉眼実効値面積を有意に小

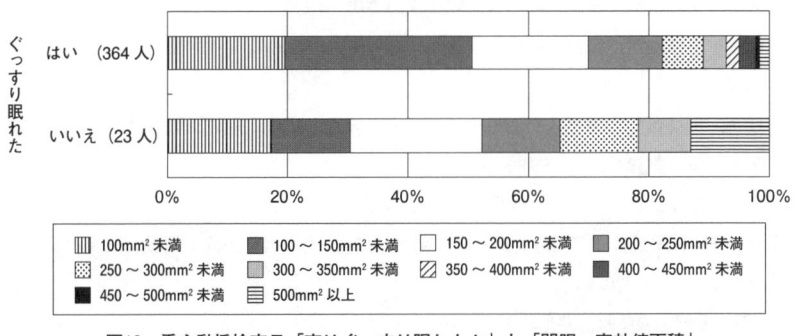

図12　重心動揺検査日「夜はぐっすり眠れたか」と「開眼　実効値面積」
（N＝387）

さくした。体調では腹痛や頭痛の多い児童の閉眼前後方向の軌跡長が有意に延長した。

　以上のことから、睡眠や生活習慣と心身の健康、家族の状況、学力は相互に連動していることが示唆された。

7　まとめ

　睡眠について研究を始めた30年前には睡眠障害や不眠症は大人や高齢者の問題であると捉えていたが、いつの間にかおとな社会に影響を受けて夜型化してきた子ども達の問題になってきていると気づかされた。しかし子ども達の健やかな成長を実現していくためには、発達段階とともに、睡眠・覚醒の生活習慣を確立し、生活の自己管理能力を高めることが望ましく、児童・生徒・学生自身が生活リズムや生活環境を整えるための知識理解を深め、その効果を実感しながら、健康管理とQOLの関連を考えて生活を構築できるように支援していくことが、子ども達の真の健康、学力を増進し、人格形成を実現する基本的な課題である。

　最後に、これまでの研究成果から家庭や教育現場への提言を示す。

（神川康子）

参考文献

青木継稔ほか（編）：小児科別冊子どもの健康と生活環境，金原出版，2000.

現代と保育編集部（編）：乳児の生活リズム，ひとなる書房，2000.

神川康子：生活行動と睡眠に関する研究，風間書房，1999.

神川康子：児童・生徒の生活習慣の確立と心身の健康のために，富山教育学総会：28, 1-8, 2004.

神川康子，平井美穂：子どもたちの生活リズムの実態とその問題点，教育アンケート調査年鑑・下，創育社，pp. 880-886, 2000.

神川康子ほか：健康と住まい（梁瀬度子編），朝倉書店，pp.17-30, 1997.

神川康子ほか：睡眠習慣と反射的活動性に関する研究，富山大学生涯学習教育研究センター年報：7, 25-34, 2005.

神山　潤：子どもの睡眠，芽ばえ社，2003.

日本子どもを守る会編：子ども白書，草土文化，2001.

日本睡眠学会（編）：睡眠学ハンドブック，朝倉書店，1994.
白川修一郎（編）：睡眠とメンタルヘルス，ゆまに書房，2006.

学校現場への提言

① 子どもの生活習慣は、児童・生徒はもちろんのこと、家庭と学校が共通理解を図り、連携をとりながら確立をめざす。
② 「寝る子は育つ」には科学的な根拠があり、睡眠が心身の健康や発達に及ぼす重要性について児童・生徒や保護者、教師のための学習の機会をもち理解を深めることが望ましい。
③ 基本的生活習慣は成長発達とともに確立していくことが望ましいが、睡眠習慣については小学校4年生以上と、中学生の時期に乱れが顕著になる傾向があるので、小学生期の間に、その重要性についての学習の機会を設けることが効果的である。
④ 睡眠・覚醒リズムの乱れが問題行動や社会的不適応の誘因になるケースも見られるので、保護者や教師は精神論だけではなく、子ども達の生活時間構成と心身の健康に配慮し、子ども達と一緒に生活の見直しが図れる指導を心がける。
⑤ 子どもの夜更かしは次のような悪循環をする。夜更かし→自立起床不可→寝起きの気分が悪い→朝、食欲がない→排便刺激がなく便秘気味→学校で集中力がない、あくび、居眠り、忘れ物、腹痛・頭痛などの体調不良→イライラ感や日中活動量低下→体温上昇少ない→寝付きが悪い→夜更かし。
⑥ 子どもの生活習慣の乱れは自立神経機能や学力に影響を及ぼすので、とくに夜更かしや朝食の欠食、日中の情緒不安の原因にもなっているテレビやゲームなどの時間を上手に制限をする工夫が必要である。
⑦ 1日の始まりは就寝時刻であるという発想の転換をし、翌日の生活の質を高めるための充実した睡眠の工夫も必要である。
⑧ 休日や長期休暇に睡眠覚醒リズムを大きく（2時間以上）乱さないように心がける。
⑨ 睡眠の質を高めるための寝室環境の調節や、心身の疲労・ストレスの緩和対策についても、科学的知識理解のもとに行動できる主体性を育てることが重要である。
⑩ 子ども達は大人社会の環境の影響を受けて生活していることを十分に理解し、おとなから生活行動を見直す姿勢を示すことが重要である。
⑪ 子ども達の生涯のQOLを高めるためには、学校教育においても教科指導や養護教諭との連携を図りながら生活習慣の指導や科学的理解を進めることが、学校教育の改善や子ども達の真の学力向上につながると考えられる。

睡眠の改善を目的とした機能的なパジャマの開発

　日本人の生活習慣はこの40年で大きく変化し、都市型の生活スタイルで不規則な夜型の睡眠習慣に急速に移行し、その状況はますます進んできている。その結果、児童から高齢者まで、大多数の日本人の睡眠が悪化している。本来は、生活習慣の改善を図ることで、自分の睡眠習慣を改善することが望ましいのであるが、複雑化し多様化した現代の日本の社会生活に適応するためには、実践が困難な場合も多く存在する。グンゼ株式会社は、下着とパジャマの国内の有力メーカーとして、睡眠の改善に関わる商品の開発研究を行っている。

　日本列島は、南は西表島の北緯24度15分から北は宗谷岬の北緯46度30分と縦に長く位置し、中央に山脈がそびえ、太平洋側と日本海側では冬の気候は甚だしく異なっている。また、アジア・モンスーン地帯に属し、北海道以南では大部分の地域が、6～7月は梅雨による高い湿気と気温に例年悩まされる。このような地域および気候特性により、日本は四季や季節の区別が地球のなかでも際だって明瞭な地域に属している。季節性環境変動のうちで、生体リズムに対して強い影響を持つ光環境も、日照時間が日本海側の秋田では冬期に夏期の1/4になるなど大きく変化する。睡眠行動に強い影響を及ぼす温熱・湿度環境は、地域と季節でさらに大きく変動する。しかし、環境の温熱・湿度の変動が睡眠に直接影響を及ぼすものではなく、寝床内気候を介して睡眠に影響している。

　若年女性のデータであるが、寝床内温度は各季節を通してほぼ末梢皮膚温と同等の31℃前後に保たれるのに反し、湿度は夏期には80％を超え、冬期には40％以下となる［梁瀬，1999］。寝床内気候を保つ役割は敷・掛寝具が主に担っているが、冬期においてもかなりの小児が掛寝具をはね除けていることや高齢者では寝室温により下着の重ね着が増えるなどの報告［岡本ほか，1993］があり、下着やパジャマが寝床内気候の行動性調節に重要な役割を果たしている可能性も考えられている。

　これまで冬期の冷えを解消する目的で、保温性の高い下着や靴下などが開発されているが、睡眠の改善を目的として、科学的事実に基づいたパジャマの開発は、ほとんどなされていない。グンゼ株式会社では、鎮静作用を持ち副交感神経活動を促進させ、睡眠を改善する作用が報告されている香気成分であるセドロールを素材に付着加工したパジャマを開発している。素材に付着加工したセドロールは体温によ

り揮散し、鼻腔近辺で有効濃度を示す。近年、素材の研究が急速に進み、香気成分を付着加工した素材で、50回程度は通常の洗濯に耐えるものが開発されてきている。

従来より、ラベンダー、カモミール、マンダリン、サンダルウッドなどの香りが鎮静作用を持つこと、就寝前の緊張や興奮を低下させリラックスさせる働きのあることが指摘されている。しかし、香りには嗜好性があり、嫌いな香りの場合には悪臭として認知し、入眠を阻害する可能性のあることも報告されている。ヒマラヤスギやマツ、ヒバなどから抽出されるシダーウッドオイルに存在する香気成分であるセドロールは、臭いをほとんど感知できず嗜好性に左右されない単一香気成分である。厳密な科学的手続きに従った実験で、睡眠ポリグラフ記録により、睡眠に対する効果が評価されている数少ない香気成分である。セドロールは入眠を有意に促進し、睡眠時間を有意に延長し、中途覚醒を減少させ睡眠効率を高める傾向を示す[白川ほか，2005]。セドロールを耐久付着させた素材のパジャマを用いることで、就寝前のリラクゼーションを促進し、睡眠へ向けて副交感神経活動を優位にし、さらに睡眠を直接改善する作用も期待できる商品である。

睡眠中に子どもは250ml以上、高齢者でも150ml以上発汗することが知られている。敷寝具との接触が多く熱の上昇しやすい後頭部、背面部からの発汗が多いことも知られている。また、冬期など寝室の温度環境が下がっている場合には、冷えを訴える若年女性や高齢者で、肩や腰の冷えにより寝つきにくいことも知られている。これまでに蓄積された睡眠科学の知識を応用して、より快適な眠りを提供できる機能を持つ下着やパジャマの開発研究についても、今後精力的に進めていきたいと考えている。

（グンゼ株式会社　谷川孝幸）

・梁瀬度子：温熱環境．睡眠環境学（鳥居鎮夫編）．pp.152-157, 朝倉書店, 1999.
・岡本一枝, 木村文香, 鶴橋瑠璃子, 飯塚幸子：高齢者の睡眠環境に関する実態調査, 実践女子大学紀要, 30: 63-69, 1993.
・白川修一郎, 廣瀬一浩, 駒田陽子, 水野 康：入眠促進技術と香気成分, *Aroma Research*, 6(1): 32-37, 2005.

寝室環境制御による睡眠の質に対する改善技術

　生活の夜型化が進み、睡眠時間短縮［厚生労働省，2001］について警鐘が鳴らされている。松下電工では質の高い睡眠を得るに適した寝室環境について検討を進めてきた。本稿では家庭用照明器具を利用した「目覚め感」の改善技術について述べるとともに、寝室内の電気製品を統合的に制御することで快適な睡眠環境を整える技術について紹介する。

　起床時の睡眠の深さは目覚め感に重要な影響を与える。深いノンレム睡眠中に起こされると非常に気分が悪い一方、レム睡眠前後の浅いノンレム睡眠時に起こされると比較的気分良く起きられることが知られている［松下電工，1988］。

　一方、起床前漸増光は夜明けを模して照明の明るさを徐々に増していく照明手法で、季節性感情障害への対症法として開発された。光は概日リズムを維持するための環境因子の中では、最も重要なものである。松下電工では顔面照度が0ルクスから100ルクスまで漸増する光の緩やかな覚醒作用で、起床直前に覚醒させることなく比較的浅い睡眠状態に導き、起床時刻を知らせることで良好な目覚め感とともに起床させる技術を開発した。**図1**は漸増光の後起床させた場合と、暗い（0ルクス）状態で起床させた場合との目覚め感を評価し、比較したものである。

　明らかに両者間には差が認められ、起床前漸増光により早く目覚め過ぎる心配が無く、しかも無理の無い起床を促されることが示唆されている。

　快い眠りの構成因子には心地良い「目覚め」に加え、スムーズな「寝つき」もある。覚醒状態から睡眠へのスムーズな移行には、副交感神経優位状態への積極的な移行促進が必要であり、ストレッチは有効な手段である。この機能をマットレスに組み込んだ機器も開発し発売している。

　このような機器や寝室内の照明・AV機器などによる刺激を個々人に最適な状態で与え、快眠提供を目的とするシステムを開発している。

　起床時刻を指定しシステムを動作させると、テレビから心地良い映像や音楽が流れる。この時の照明はテレビ画面の刺激を抑えるため、テレビの背壁を柔らかく照らしている。併せて、マットレスに仕込んだ13個のエアーバッグを制御して膨張・収縮させ、体をゆっくりと伸ばし、くつろいだ状態にする。この結果、スムーズな「寝つき」に導かれる。この時に照明を自動消灯する。さらにエアコンを連動することもできる。**図2**は消灯後の30分間の睡眠構造を示したものである。システムを

利用した場合、徐波睡眠の出現増加傾向が示唆されている。

　このシステムでは、朝は先述の漸増光照明を利用することで、起床予定時刻に良好な目覚め感とともに起床することを実現している。

　このように入眠から起床まで、一夜を通して制御された適切な刺激因子を与えることにより「スッと寝入り、ぐっすり眠り、すっきり目覚める」という快眠が得られることを期待し、理想的で快適な睡眠を促すことの可能なシステムの開発研究を行っている。

（松下電工株式会社　塀内隆博、野口公喜）

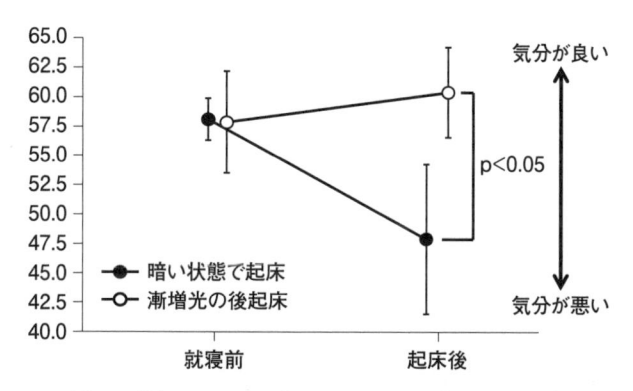

図1　ビジュアルアナログスケールによる起床時の気分の変化

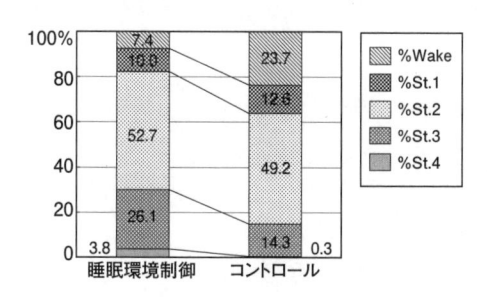

図2　消灯から30分間の睡眠ステージの割合

・厚生労働省大臣官房統計情報部：保険福祉動向調査平成12年, 2001.
・松下電工技術研究所（編）：眠りと寝室の科学, 松下電工ライフスケッチ研究所, 1988.

第6章
社会と睡眠

・この章のポイント

　人間は長い進化の過程で朝起きて昼に活動し、夜は眠る昼行性の生体リズムを獲得し、それに適合する生活サイクルを保ってきた。ところが現代の24時間型社会では勤務体制の弾力化が進み、夜勤人口の著しい増加が見られ、それにともなって夜勤者の健康と安全の確保が社会的な重要課題となっている。ここでは夜勤と健康障害（夜勤病）、夜勤が原因として起こる居眠り事故の実態とその予防策について述べる。

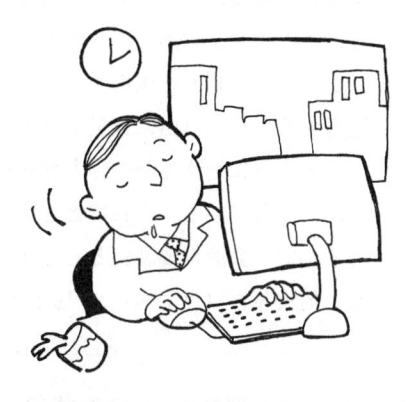

1 はじめに

　24時間の勤務体制をとる事業所は全体の15〜20％を推移しており、夜勤や交代制で働く人の全労働者（6,800万人）に占める割合は8.6％、約585万人と概算されている。さらに変形労働時間制やフレックスタイム制、裁量労働制など新しい労働スケジュールが実施されるようになり、交替勤務でも残業でもなく、勤務時間が深夜に及ぶ業種も増えてきている。

　変形労働時間制は、ある一定期間、例えば1ヶ月間を平均して求めた週労働時間が40時間を超えなければ、ある勤務日は就労時間を8時間以上とすることもできる制度である。2004年の調査では53％の企業で採用されている。フレックスタイム制は、一定期間の総労働時間を定め、その範囲内で始業と終業の時刻を労働者の決定にまかせる労働時間制で、自由勤務時間制とも呼ばれている。当初は朝夕の交通混雑を緩和するために導入されたが、最近では融通が利く（flex）労働スケジュールとして評価されている。裁量労働制は営業部門など事業所以外の場所で業務を行う場合は、使用者は労働時間の実態を把握することがほとんどできない。また研究開発など、専門業務や企画業務でも業務遂行の実態を把握することが困難である。このような業務では労働時間を経営者や上司が管理しないで、労働者の裁量に任せておいたほうが成果が上がる業種もある。このような場合は、その業務を処理するためにはどの程度の時間を労働時間とするのが適当であるかについて労使で協定し、その時間を労働したものとみなすという制度で、みなし労働制と呼ばれている。この制度を採用すると、労働者はいつ、どこで、どのように業務を遂行するかを、自由に裁量できるようになる。

　このように勤務体制の弾力化が進行し、夜勤人口はあらゆる職種にわたって増えてきている。それにともなって夜勤者の健康と安全の確保は、以前にもまして社会的重要課題として注目されるようになってきた。ここでは「夜勤と健康障害（夜勤病）」、「居眠り事故の分析と予防策」について述べる。

2 交代制夜勤と健康状態

　3交替制では日勤が午前8時から午後4時までとすると、準夜勤は午後4

表1　夜勤者の罹った病気［厚生労働省，2002］

疾患名	発生率〔%〕
胃腸病	51.0
高血圧性疾患	22.6
睡眠障害	18.8
肝疾患	13.1
糖尿病	6.9
心身症	5.4
心臓病	3.4
喘息	2.7
脳血管疾患	0.3
その他	13.8

総数は夜勤者の17.3%（283人）

時から深夜0時に終わる。このあと深夜勤が0時から午前8時まで勤務に就き、日勤者に仕事を引き継ぐ。3班体制で1つの時間帯を何回か続けた後に、休日をはさんで次の時間帯に移る。移る方向は日勤、準夜勤、深夜勤の順（正循環）が多い。最近では12時間の2交替制や8時間の日勤と16時間の夜勤を組み合わせた2交替制を採用するところもあり、電子部品の生産工場や国立病院、療養所などで実施されている。いずれの場合も夜勤では健康障害を訴える人の割合が高くなっている。

　長い進化の過程で人間は体温の高い日中に起きて活動し、体温が低い夜間に体を休め眠るように体の仕組みを整えてきた。夜勤は昼夜が逆転した生活が続くため、概日リズムが関与する活動相と休止相のどちらにも悪影響をもたらし、急性・慢性の疾患を引き起こす危険度が高くなる。厚生労働省の調査［2002］では夜勤者の17%が健康障害を訴えており、**表1**は夜勤者が深夜業務に就いてから罹った病気の発生状況を示したものである。胃腸障害、高血圧性疾患、睡眠障害の3つが上位を占めている。これは従来「夜勤病」と呼ばれてきた疾患群である。夜勤が原因と考えられる高血圧症は比較的若年層から起こりやすく、発症の危険率は日勤者の3.6倍である。また交替制勤務を10年から20年続けると狭心症や心筋梗塞になる危険度が日勤と比べて2～3倍になる［高橋，2001］。

　睡眠障害の訴えでは、寝つきが悪い（入眠困難）、途中で目が覚めてしまい睡眠が中断されやすい（睡眠維持困難）、目覚めの気分がすっきりせず寝た気がしない（休息感なし）、周囲の物音が気になる（騒音）、睡眠時間が短い（睡眠不足）などが主なものである。**表2**は1,000人の交代制勤務者から

表2 日勤（午前8時始業）、早朝勤（午前6時）、深夜勤（午後11時）の睡眠障害の訴え率と睡眠時間 [Å kerstedt, 1984]

	日勤	早朝勤	深夜勤
入眠困難	5	26	29（％）
睡眠維持困難	9	32	54
休息感なし	9	41	61
騒音	2	10	22
時間	7.6	5.7	4.3（h）

得られた睡眠障害の訴えと、睡眠時間をまとめたものである。始業が午前8時の日勤に比べ、午後11時始業の深夜勤では入眠困難と睡眠維持困難が共に約6倍、休息感なしが6.7倍、騒音は11倍に達している。睡眠時間も日勤の7.6時間に比べ深夜勤では4.3時間で、日勤の57％に過ぎない。夜勤ほどではないが早朝勤にもかなりの訴え率の増加が認められ、入眠困難が5倍、睡眠維持困難が3.5倍、休息感なしが4.5倍である。睡眠時間も5.7時間で日勤より2時間の睡眠短縮が起こっている。夜勤者の睡眠は勤務明けの日中にとることになる。日中は生活騒音や戸外の交通騒音なども、夜間よりずっと強い。早朝勤でも普通の人より2時間早く床に入ることになるが、午後9時から10時では家族のほとんどは起きており、生活騒音が眠りを妨げる。このような寝室環境をどのように整えても、夜勤者の睡眠時間は4～6時間の範囲である。この原因のひとつに体温のリズムと睡眠が密接に関連していることがあげられる。

3　体温リズムと睡眠

図1は3名の男性を対象に13週間連続で夜勤をしたときの体温（直腸温）リズムの変化を調べたものである。点線で示した日勤時の体温変化に比べると、夜勤（実線）では夜間の体温低下が妨げられて十分に低下せず、逆に昼間は夜勤明けの睡眠で体温上昇が抑えられて全体に平坦化が進んでいるが、リズムの逆転は起こらない。

人の概日リズムは環境の明暗サイクルや社会的な生活サイクルに周期と位相を合わせるための同調機構が備わっている。このため、時差症状のように環境サイクルと社会的な生活サイクルがそろって変化するときには、生体リ

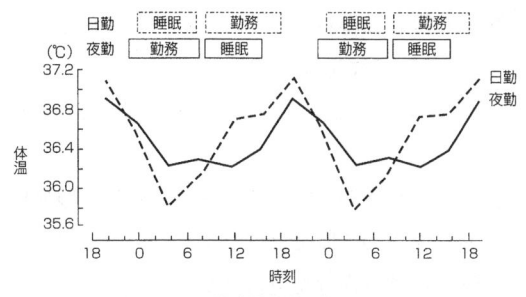

図1 13週間連続夜勤と体温リズム
[Van Loon, 1963]

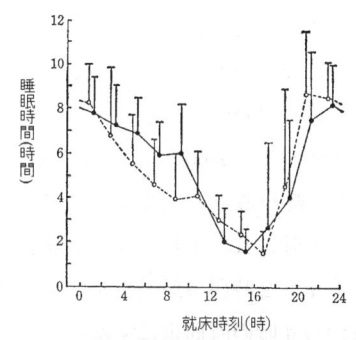

図2 交替制勤務者の就床時刻と睡眠の
長さの日独比較 [小木, 1994]

ズムの位相を前進あるいは後退させて新しい環境に同調することができる。これに対して、夜勤では周囲の自然環境も社会環境もそのままで、個人の生活サイクルだけを変えることになる。生体リズムは環境サイクルと社会的な生活サイクルに同調しているので、体温は日中に高くなり夜間に低下する。どんなに逆転生活をしても生体リズムは逆転することはない。高体温期は起きて働くように交感神経系が活動し、覚醒水準が高く保たれるので、眠ろうとしてもなかなか眠れない。一方、夜間の低体温期は副交感神経系の働きが優勢になり、血圧や心拍数も低下しエネルギー消費も抑えられる。この時期に起きて働くことは、能率が悪いだけでなく血圧や心拍数の低下を妨げるので、夜勤病と呼ばれる疾患が起こりやすくなる。このようなことからも、夜勤回数の制限や勤務編成の改善、十分な休養の必要性が指摘されている。

図2は交替制夜勤者の就床時刻、睡眠時間の長さ（平均：丸印）およびその個人差（標準偏差：縦棒）を示したものである。横軸は時刻を表し、縦軸

はその時刻に就床した場合に得られる平均的な睡眠時間を示している。実線がドイツ（ラジオ、テレビ放送局、空港荷扱：2,332人）、点線が日本（印刷、新聞印刷、コンピュータセンター、動力車乗務：3,240人）の調査結果である。

　就床時刻が午前10時から夜の8時までの10時間では、睡眠時間は5時間以下になっている。特に夕方の4時では眠れてもせいぜい2時間程度で最も短い。この時間帯は図1の体温曲線を見れば最高体温期にあたり、睡眠時間の長さは就床時の体温と密接に関係していることがわかる。昼間眠れないという特徴はドイツと日本に共通して認められ、夜勤明けの昼間睡眠は午前中にとることが推奨されている。ところが、多くの夜勤者にとって夜勤明けの朝8〜9時に就床することはなかなか難しい。そこでどうしても睡眠不足になりやすく、これを補うために出勤時刻に近い時間帯で仮眠をとろうとする人が多い。なかでも、夕食後の7時から10時ごろを仮眠にあてることが多いが、たいていの場合は失敗に終わる。なぜならば、この時間帯は睡眠禁止帯（sleep forbidden zone）と呼ばれ、1日のうちで最も眠りにくい時間帯だからである。夜勤に備えて1〜2時間の仮眠を確保するのであれば、禁止帯よりも少し前の午後2時から4時の時間帯にすると、寝つきやすく途中で目覚めることもなく午後7時ごろまで眠ることができる。この理由を説明するためには、睡眠傾向曲線という研究を紹介する必要がある。これは人には寝つきのよい時間帯とよくない時間帯があるということを調べた研究で、次に簡単に紹介する。

4　居眠りの発生予測

　図3は眠気の強さと居眠りが発生する確率をグラフに示したものである。7分間の睡眠期に13分間の覚醒期を組み合わせた20分間を1単位として、1日72回繰り返して測定する。つまり13分間はどんなに眠くても覚醒を維持し、13分経ったら7分間だけは眠ることができる。この7分間が経過したらどんなに眠くても目を覚まして覚醒の維持に努める。覚醒の維持のためには実験者の励ましが大事であるが、何よりも実験協力者の意欲と努力がないとこの実験は成り立たない。このように小刻みに繰り返して睡眠ポリグラ

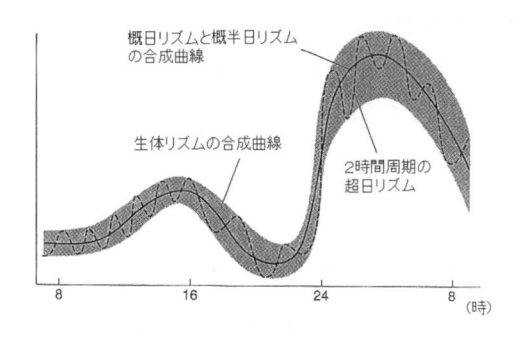

図3 睡眠傾向曲線の模式図 [Lavie, 1985]

ム (PSG) を測定する方法を、超短縮睡眠覚醒スケジュール (ultrashort sleep-wake schedule) という。眠気が強い状態では7分間の睡眠期の大部分が睡眠で占められる。逆に眠くないときには、睡眠期に入ってもほとんど眠ることはない。そこで縦軸に1回の睡眠期に現れた睡眠時間、横軸に時刻をとって眠気（睡眠の発生確率）の推移を調べると、夜の10時から翌朝の8時の間で最も高くなっている。これが概日リズム (circadian rhythm) が支配する夜間睡眠の時間帯で、早朝4時にピークが見られる。次に午後2時から4時に中程度の強さで眠気が現れている。この眠気は12時間周期のサーカセミディアンリズム (circa-semidian rhythm) に支配されている眠気である。午後2時の眠気は「昼食後の眠気 (post lunch dip)」と呼ばれ、消化とそれにともなう脳貧血が原因と考えられてきたが、近年、生体リズムによって調節される第2の睡眠期と考えられるようになった。点線で示した曲線が2時間周期のウルトラディアンリズム (ultradian rhythm) である。活発に活動しているときにはほとんど体験されることはないが、単調な環境では強い眠気や居眠りを引き起こす。

睡眠傾向曲線は2つのピークに挟まれた夜の7時から9時で最も低い。これが前節で述べた睡眠禁止帯である。禁止帯の直後（午後10時）に睡眠ゲートが開いて夜間睡眠が始まり、禁止帯の少し前、最高体温期に入る直前に第2の睡眠ゲートが開く。これが第2の睡眠期で、シエスタ (Siesta) などの昼寝の習慣がある国では1～2時間の仮眠をとり、昼寝の習慣がない国では休憩 (coffee break, afternoon tea, おやつ) をとる習慣が発達した。

日勤も夜勤も勤務中には強い眠気が襲ってくる。実際に居眠り事故はこの睡眠傾向曲線をなぞるように、眠気が強い時間帯で発生件数が高くなる。居眠り事故を防止する対策を検討するためには、居眠り事故の実態と生体リズムの関係を整理しておく必要がある。

5 居眠り事故の発生と生体リズム

図4は1993年から1997年の5年間にイタリアの高速道路で発生した、居眠り事故（1,632件）の時刻分布を示したものである。居眠り事故は事故全体（50,859件）の3.2％を占めている。高速道路上の交通量（◇）は日中に多く夜間に少ない。交通事故は交通量が多いほど起こりやすいので、居眠り事故（●）の発生数を交通量で補正した相対危険率（◆）で居眠り事故の発生時刻分布を見ると、夜間の事故は真夜中の0時から早朝6時までの間に発生し、ピーク時刻は午前3時である。日中は午後1時から4時にかけて高くなり、ピーク時刻は午後2時である。朝の8時から11時と、夕方6時から9時までは発生率が低い。後者は睡眠禁止帯と一致している。前者の時間帯は特に禁止帯などの指摘はないが、交通事故の調査報告ではどこの国のものも午前中は低い。しかし、丸山［1982］のドライバーの眠気調査では、バスとタクシーのドライバーには午前10時に強い眠気が報告されており、注意が必要である。

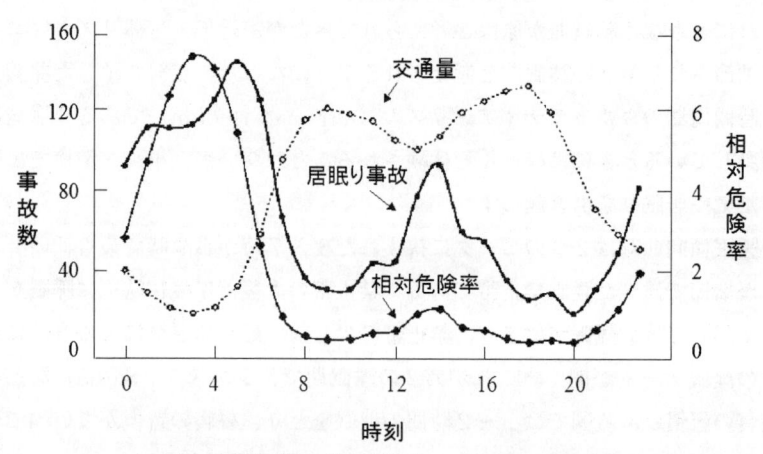

図4 居眠り事故の発生時刻 ［Garbaino, et al., 2001］

図5 ドライバーの眠気 [丸山, 1982]

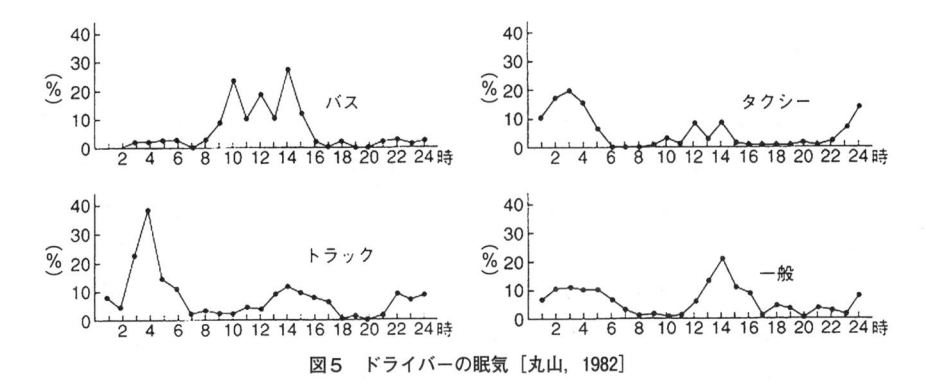

　図5はバス、タクシー、トラック、一般ドライバーに「強い眠気を感じた時刻」を調査した結果を示したものである。バスとタクシーの乗務員には10時、12時、14時の3つの時間帯に眠気のピークが認められ、2時間周期の超日リズムが関与していることが分かる。交通が混雑する朝の8時と夕方6時にはピークは見られない。一方、10時から14時は乗客も少なく、交通量も少ない。バスは決まった経路を繰り返し走る。このようなことが重なって、刺激変化の乏しい単調環境に陥りやすいことが原因と考えられている。

　図6はスウェーデンのガス会社が行なった長期間の調査から、メーターの読み間違いの発生時刻分布を示したものである。3交替の24時間体制がとられており、20年間で読み間違いは74,927件あり、1時間刻みにその発生件数の推移を追うと、深夜1時から4時と午後3時にピークを示し、産業事故の発生危険率も交通事故（図4）と同様に睡眠傾向曲線（図3）をなぞるように推移している。

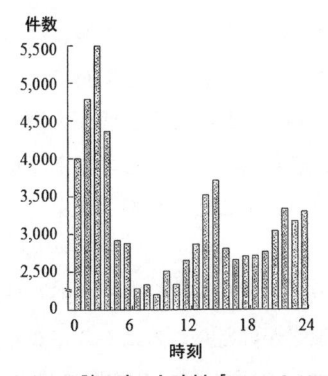

図6 メーターの読み違いと時刻 [Mitler & Miller, 1996]

6　居眠り事故の防止対策

　2,500ルクス以上の高照度光を照射すると生体リズムの位相を動かすことができる。普通の生活をする人では最低体温は早朝5時ごろであるが、これより早い時刻で強い光を浴びると位相は後退（宵っ張り朝寝坊）し、これより遅い時刻で浴びると前進（早寝早起き）する。そこでCzeislersら［*N Eng Med*, 1990］は夜勤中に7,000〜12,000ルクスの光を照射して位相を後退させ、逆転生活に生体リズムを同調させることに成功している。この実験では、実験参加者は連続6日の夜勤のうち2日目から5日目まで作業中に高照度光の照射を受け、夜勤後は午前9時から午後5時までは遮光した部屋で、照明を150ルクスに落として生活する。食事や活動内容も概日リズムに影響を及ぼすので厳しく統制されている。図7はその結果をグラフで示したもので、通常の照明で作業を行った夜勤1日目（△）と6日目（▲）を比較すると、1日目の体温の変動曲線は普段の概日リズムを示し、夜勤中に低下を示している。ところが高照度光を5日間浴びたあとの6日目では、最低体温の時刻（頂点位相）が平均9.6時間遅れて夜勤中に高体温が維持できている。眠気は強くなるほど下向きにグラフが変化する。6日目では夜勤中の眠気は抑えられており、夜勤後に眠気が強まっているのが分かる。また、計算能力は24時間の平均値からの差分で示しており、0以下になると成績が悪くなったことを示している。眠気も計算能力も、高照度光の照射によって引き起こされた概日リズムの位相後退で、夜勤中に大幅な改善がもたらされていることを示している。

　高照度光をうまく使うと、労働スケジュールに合わせて生体リズムを操作することができる。しかし、昼間に遮光して夜の環境を作り、夜間に高照度光で人工的な昼を作るため、通常の社会生活が大幅に阻害され、生活の自由度も制約される。また、若年層で可能としても中高年で、概日リズムの位相を頻繁に後退と前進を繰り返すことの負担と安全性などには疑問を持つ研究者も多い。

　フィンランドのSallinenら［*J. Sleep Res*, 1998］は、夜勤中に1時間以下の短時間仮眠をとると眠気が抑えられるばかりでなく、作業成績が向上することを報告している。この実験では、8時間の模擬夜勤中に4回（午後11

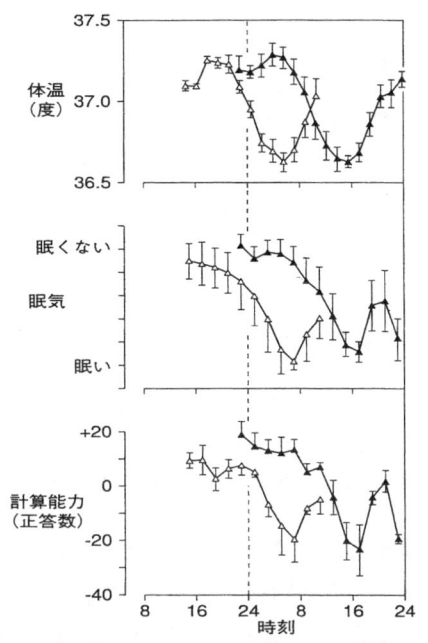

図7 高照度光の照射による生体リズムの昼夜逆転実験
([Czeisler, et al., 1990] 一部改変)

時、午前2時、午前5時、午前7時)選択反応テストを行い、仮眠をとらない条件(○)と前半(午前1時)に30分の仮眠をとる条件(●)と50分の仮眠をとる条件(△)、および後半(午前4時)に30分仮眠をとる条件(■)と50分仮眠(◇)をとる5条件で、仮眠の効果を検討している。図8は横軸に夜勤中の時刻、縦軸にテストの成績(反応時間)を示したもので、反応時間が長いほど眠気が強いことを表わしている。前半の仮眠では50分仮眠の回復効果が大きいが、後半では30分仮眠の方がはっきりしている。特に後半の50分仮眠では仮眠なし条件と変わらず全く効果が認められない。これは睡眠慣性といって深い眠りから無理に目覚めさせると、強い眠気が残るためにテストの成績が下がってしまったことを示している。睡眠慣性は長いときは20分から30分間も続くことがあるが、やがて消える。朝の7時に行ったテストの成績では、全ての仮眠条件で仮眠なし条件よりも反応時間が短縮しており仮眠の有効性が確かめられた。

ここで問題となることは仮眠直後に眠気が残る睡眠慣性のことである。も

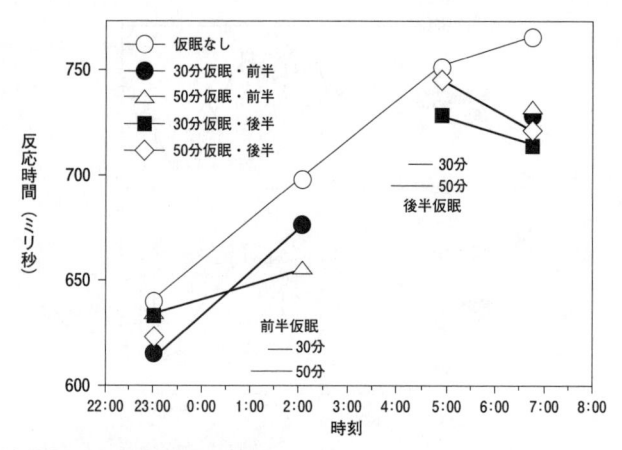

図8　夜勤中にとる短時間仮眠の効果
（[Sallinen, et al., 1998] の図表に基づいて高橋 [2001] がグラフにまとめたもの）

っとも眠い早朝の仮眠ではごく短時間で深い睡眠に到達するため、高危険作業に従事している場合は仮眠時間をできるだけ短くして、深い睡眠に入る前に仮眠を終了することである。このことについて高橋 [2001] は仮眠時間を20分程度に短縮することを提案している。この考え方は午後2時の眠気防止策として開発された短時間仮眠法が、夜勤の眠気対策にも応用可能であることを示唆している。

　林 [2001, *Prog Med*, 2002] は午後2時の眠気を防止する方法として短時間仮眠法を系統的に開発している。それによれば睡眠慣性は徐波睡眠など深い睡眠から無理やり目覚めると強く現れるので、徐波睡眠が現れる前に仮眠を終了する必要がある。徐波睡眠は入眠後30分前後で出現するので、これよりも前に仮眠を打ち切るとすると、20分程度がよいとしている。また、仮眠の前にカフェインを飲んでおくと、仮眠から目覚めたところでカフェインが効いてくるので睡眠慣性を最小に抑えることができる。このほか目覚めたらすぐに高照度光を1分間照射する、あるいは好みの楽曲を聴くなども覚醒の回復に役立つとしている。

（堀　忠雄）

参考文献

林 光緒：働きざかりの快適睡眠，眠りたいけど眠れない（堀 忠雄編），昭和堂，pp. 41-67，2001.

林 光緒：快適な日常生活を送るための仮眠の応用，*Progressos da Medicina*，22：1395-1398，2002.

高橋正也：交代制夜勤の生活管理，眠りたいけど眠れない（堀 忠雄編），昭和堂，pp. 163-189，2001.

図版出典

表1　厚生労働省：平成13年労働環境調査の概況．(http://www.mhlw.go.jp/toukei/itiran/roudou/saigai/anzen/kankyou01/2-4.html)，2002.

表2　Åkerstedt, T. : Work schedules and sleep. *Experimentia*, 40 : 417-422, 1984.

図1　Van Loon, J. H. : Diurnal body temperature curves in shift-workers. *Ergonomics*, 6 : 267-274, 1963.

図2　小木和孝：現代人の疲労，紀伊国屋書店，p.194，1994.

図3　Lavie, P. : Ultradian rhythms : *Gates of sleep and wakefulness, Ultradian rhythms in physiology and behavior.* (Schultz, H. & Lavie, P. eds.) Springer-Verlarg, Berlin, p.160, 1985.

図4　Garbaino, S. G., et al. : The contributing role of sleepiness in high-way vehicle accidents, *Sleep*, 24 : 204, 2001.

図5　丸山康則：居眠り運転を解明する，安全運転の人間科学1（日本交通心理学会編），企業開発センター交通問題研究室，p. 126，1982.

図6　Mitler, M. M. & Miller, J. C. : Methods of testing for sleeplessness. *Behavioral Medicine*, 21 : 172, 1996.

図7　Czeisler, C. A., et al. : Exposure to bright light and darkness to treat physiologic maladaptation to night work. *The New England Journal of Medicine*, 322 : 1257, 1990.

図8　Sallinen, M., et al. : Promoting alertness with a short nap during a night shift. *Journal of Sleep Research*, 7 : 240-247, 1998.

寝具販売の現場レポート

本レポートでは寝具販売の現場で集めたユーザーの声を紹介する。寝具小売店で商品を購入したユーザーに対し、商品使用後に自由記述のアンケート記入を求めた。自由記述で特徴的だった単語を抽出し、ユーザーがその単語（ニュアンスも含め）に対して示した反応数を抽出し、集計した。

寝具販売現場における課題

睡眠にはさまざまな環境要因が影響する。例えば、睡眠状態が健康的な人でも気温が高過ぎたり寝室が明る過ぎたりするなど、環境が不適切だと快適な眠りが妨げられる。

以前は注目が少なかった寝具だが、近年睡眠環境を形成する要因として関心が高まっている。また、その重要性に気付き、自分に合ったものを求める人が増えている。

睡眠衛生の4つの柱は「生体リズムの規則性の確保」「日中や就床前の良好な覚醒状態の確保」「良好な睡眠環境の整備」「就床前のリラックスと睡眠への脳の準備」だとされる［白川, 1999］。寝具選びが難しいのはこれらの要素と複合的に関係しているためである。さらに単一寝具だけでは寝床環境を構築できない点が寝具選びを一層複雑にしている。掛寝具、敷寝具、枕、シーツ、カバー、寝衣、その他の補助的な寝具が機能的に作用して初めて快適な寝床環境の実現が可能になる。寝具それぞれの機能とそれらを組み合わせた場合のバランスが寝具を選ぶ際には考慮されなければならない。

また日本には四季があり、地域差があることも忘れてはならない。夏の高温高湿条件と冬の低温低湿条件、東日本と西日本ではそれぞれ選ぶべき寝具が違ってくる。快適な寝床環境の形成には四季の変化や地域の環境に応じた寝具を適切な組み合わせで使用する必要がある。

快適な寝床環境とその要求性能

快適な寝床環境の主たる要求性能としては寝床内気候の安定と適正な寝姿勢の保持があげられる。その他寝返りのしやすさ、軽さ、ダニやホコリなども考慮されるべきである。

寝るときに使う掛寝具と敷寝具。それによって、体の周囲に寝室環境と遮断された小さな空間ができる。この空間の空気の状態を寝床内気候という。温度と湿度は寝床内気候の快適度に強く影響を与える。その他、寝返りで起こる隙間風など、空気の流れも関係する。

　掛寝具と敷寝具の間には人体があり、そこから熱が発生、水分が放出される。そのため、寝床内は部屋や外気とは異なった気候状態になる。望ましい温度は、寝床内が体の皮膚温よりも少し低い状態。皮膚表面から熱が少しずつ逃げ、しかも寒さを感じない状態が安眠を得やすい。過去の研究によると、その温度は背中と敷布団の間で33±1℃だとされる［簗瀬，1984］。

　寝床内の温度はどの季節もさほど変わらないが、湿度には大きな変動が見られる。特に夏季は顕著である。過去の研究によると、夏季には敷き布団と背中が接する部分の相対湿度が90％を上回っているという［宮沢ら，1974］。理想的な湿度は50±5％程度とされるが、それと比べると大きな開きがある。

　眠っている間は自分の力で姿勢を支えられず、枕と敷寝具で体を支えることになる。枕と敷寝具の組み合わせ次第で寝姿勢は自由自在に変わる。柔らか過ぎる敷寝具の場合、あおむけ姿勢では尻と胸が落ち込んで腰への負担が増す。あおむけに寝たときは起立時よりも背筋が少し伸び、背骨のS字カーブが緩やかになるのが望ましい。

　睡眠中は朝まで同じ姿勢で過ごすことはなく、通常の睡眠では寝返りによって、あおむけと横向けがバランスよく現れる。寝返りには体の重みがかかっていた部分の血液循環が悪くならないようにする働きがあり、また、日中の活動でひずんだ背骨を矯正する役割も果たしている。そうした寝返りは必要な寝返りである。敷寝具が硬過ぎたり柔らか過ぎたりすると寝返りが頻発化したり、減少したりする。

　睡眠中は日中に姿勢を保っていた筋肉を十分に緩めて、必要な寝返りをしっかり行い、不要な寝返りを減らすことが重要である。そのためには、体の重い部分が沈みこまず、筋肉が緊張しない状態で体を支える必要がある。敷寝具の構造としては上層に適度なクッション性、下層にしっかりとした支持性があるものが望ましい。

寝具購入者に対するアンケート調査の結果（図1）

　兵庫県西宮市の寝具小売店で商品を購入したユーザーでかつ、2002年〜2007年の期間にアンケートへの協力が得られた156名（男性31名、女性116名、不明9名：平均年齢54.1±16.2歳）を分析の対象とした。

回収したアンケートを商品別に分類すると、枕が38.9%、掛け布団が15.3%、敷寝具が9.6%、季節性のある補助的な寝具が35.0%、その他が1.2%であった。年齢別に見ると、若年層で枕のアンケート回収が他の年代より圧倒的に多く、高年者層では掛寝具の回収が多かった。なお、アンケート回答者が単一商品のみを購入したか、または複数商品を購入したかについては不明である。

　掛寝具に対するアンケート回収は24名であった（男性5名、女性16名、不明3名：平均年齢54.9±14.4歳）。掛寝具に対する自由記述から抽出した単語は「洗えるのが良い」「軽い」「あたたかい」「よく眠れる」「寝起きが良い」であった。上記の5個の単語に対してアンケート回答者の反応を集計すると、最も多かったのは「あたたかい」70.8%、次いで掛寝具を変えてから「よく眠れる」という感想を持った者が62.5%であった。

　敷寝具に対するアンケート回収は15名であった（男性1名、女性13名、不明1名：平均年齢63.3±9.2歳）。自由記述から抽出した単語は「蒸れない」「あたたかい」「よく眠れる」「寝起きが良い」であった。上記の4個の単語に対してアンケート回答者の反応を集計すると、最も多かったのは「よく眠れる」80.0%、次いで「あたたかい」という感想を持った者が26.7%であった。

　季節性のある補助的な商品に対する感想は夏季と冬季で反応が異なった。夏季の補助寝具に対するアンケート回収は33名であった（男性2名、女性29名、不明2名：平均年齢54.5±13.4歳）。自由記述から抽出した単語は「肌触りがよい」「涼しい」「蒸れない」「よく眠れる」であった。上記の4個の単語に対してアンケート回答者の反応を集計すると、最も多かったのは「涼しい」45.5%、次いで「蒸れない」42.4%であった。

　冬季の補助寝具に対するアンケート回収は22名であった（男性8名、女性14名、：平均年齢54.4歳±16.0歳）。自由記述から抽出した単語は「あたたかい」「締め付けがない」「軽い」「よく眠れる」「朝の目覚めがよい」であった。上記5個の単語に対してアンケート回答者の反応を集計すると「あたたかい」が最も多く73.3%、次いで「よく眠れる」という感想を持つ者が27.3%存在した。

　枕に対するアンケート回収は62名であった（男性15名、女性44名、不明3名：平均年齢53.8±15.9歳）。自由記述から抽出した単語は「よく眠れる」「寝つきが良い」「寝起きが良い」「肩こりが治った」「固さが合う」「高さが合う」「蒸れない」「イビキが減った」「満足している」であった。上記9個の単語に対してアンケート回答者の反応を集計すると、最も多かったのが「よく眠れる」27.9%、次いで「満

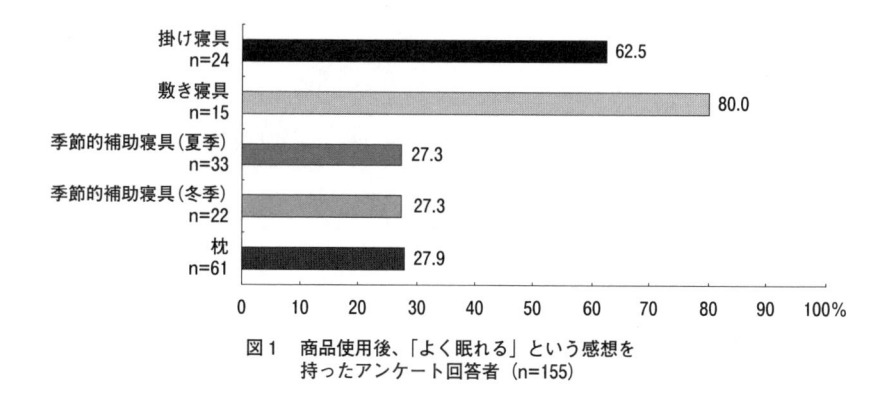

図1　商品使用後、「よく眠れる」という感想を
　　　持ったアンケート回答者（n=155）

掛け寝具 n=24　62.5
敷き寝具 n=15　80.0
季節的補助寝具（夏季）n=33　27.3
季節的補助寝具（冬季）n=22　27.3
枕 n=61　27.9

足している」と回答した者が26.2%が存在し、「高さが合う」18.0%、「肩こりが治った」14.8%が続いた。

寝具販売の今後の課題

　上記のアンケート結果に見られるように寝具は快適な睡眠を得るための重要な要素であるが、ただそれだけで快眠が約束されるものではない。前述のように寝具の性能に加えて様々な他の要素が複合的に関係する。販売者の中には寝具だけで快眠できると謳うものも散見されるが、それは行き過ぎた行為だと言えよう。今後は寝具販売の現場においてユーザー個人の睡眠状態や寝室環境、生活習慣などを把握したうえで、個人に応じた寝具の提案を行うとともに、生活習慣指導など科学的かつ実践的な方策を提示することが望まれる。ユーザーの視座に立って睡眠改善をサポートできる販売店、販売員の育成が急務であろう。

（株式会社イワタ　岩田有史・松尾 藍）

白川修一郎（編）：おもしろ看護睡眠科学，メディカ出版，1999．
簗瀬度子：寝具，睡眠の科学（鳥居鎮夫編），朝倉書店，pp.117-128，1984．
宮沢モリエ、新井礼子、簗瀬度子、花岡利晶：季節による寝床気候と睡眠経過の関係について，家政研，21：99-106，1974．

第7章
睡眠障害

・この章のポイント

　本章では、非医療関係者がクライアントに応対する際に、睡眠改善の相談と医療との境界を明瞭に認識し対応できるよう、睡眠障害についての一般的知識を習得するために設けられたものである。睡眠障害は多岐にわたるが、ここでは、睡眠改善の相談に応じる場合に遭遇しやすい不眠症、睡眠呼吸障害などの睡眠障害、さらに更年期睡眠障害などの女性特有の睡眠障害、夜尿や夜驚などの子どもの睡眠障害について概観する。

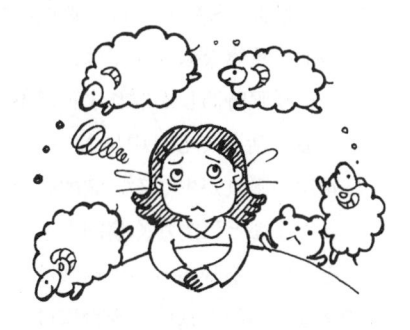

1 はじめに

　本章は、非医療関係者がクライアントに応対する際に、睡眠改善の相談と医療との境界を明瞭に認識し対応できるよう、睡眠障害についての一般的知識を習得するために設けられたものである。睡眠の改善に関する相談は、非医療関係者に寄せられることも多い。非医療関係者の場合は、クライアントがより良い睡眠を自己の責任で取得できるようサポートする役割であることを、常に認識していることが求められている。クライアントから睡眠障害の医療的相談があった場合には、倫理的側面に配慮すると同時に、医療関係の法律に抵触しないよう適切な対応をとる必要がある。

　不眠や過眠は、疾患あるいは狭い定義での病気ではない。不眠や過眠は、健常な人間でも普段に起こりうる生理的な症状である。主睡眠（主にまとまってとる睡眠、健常成人では原則として夜間睡眠を指す）の直前にうたた寝や居眠りを取った場合にも、入眠困難や睡眠維持の障害、すなわち不眠は起こりうる。過眠症の疑いで日中の生理的眠気を検査する場合、脳波、眼球運動、筋電位を同時に測定する睡眠ポリグラフィーを用い、1日4回2時間ごとに入眠潜時（就眠許可から入眠するまでの時間）を測定する検査（睡眠潜時反復検査、Multiple Sleep Latency Test, MSLT）を用いることが多い。4回の検査の入眠潜時の平均が5分未満の場合、重度の眠気と判断され、5分以上10分未満の場合、過度の眠気があると判断される。中等度の睡眠時無呼吸症候群（SAS）では、過度の眠気を示すことが多く、ナルコレプシーやその他の重篤な過眠症では、重度の眠気を示すことが多い。しかし、極めて少ない睡眠時間しか取れず睡眠不足の生活がしばらく続いた場合には、健常な一般生活者でも日中にMSLTでの10分未満で入眠するような過度あるいは重度の眠気が生じる。覚醒系が正常に働いていれば日常生活に多大の支障をきたすことは少なく病的なものとは考えられていないが、症状としては過眠を示す。不眠あるいは過眠は、ある場合には生理的に通常起こりうる現象であり、病的な状態の場合には、一方では医療を必要とする現象であることを理解しておく必要がある。

　睡眠障害の診断には、アメリカ睡眠医学会（American Academy of Sleep Medicine）が提案したInternational Classification of Sleep Disorders（ICSD,

1990年)、ICSD の一部改訂版である Internal Classification of Sleep Disorders, Revised (ICSD, Revised, 1997年)、ICSD の第2版である Internal Classification of Sleep Disorders, Second edition (ICSD 2nd Edition, 2005年)に従うことが多い。日本では、2007年現在、ICSD 第2版が出版されたばかりであり翻訳されていないため、第1版が基本となっている。本章では、ICSD 第1版に従って記述する。

2 不眠症

不眠のタイプには、寝つきが悪い(入眠困難)、睡眠中にしばしば目が覚めてしまう(中途覚醒)、まだ眠いのに朝早く目が覚めてしまい再入眠できない(早朝覚醒)、十分な時間眠ったはずなのに熟眠した感じがない(熟眠不全)などがある。また不眠はその持続する日数からも分類されており、数日間の一過性の不眠と1ヶ月以内の短期不眠および1ヶ月以上続く持続性の長期不眠に分けられており、そのタイプにより原因や治療法が異なる場合が多い。一過性の不眠や短期不眠は、その原因として不安、ストレス、睡眠環境要因あるいは時差ぼけや夜勤・徹夜などの生体リズムの変調など、はっきりした原因を見つけ改善することが容易なものが多い。問題となることが多い不眠は、1ヶ月以上続くような持続性の不眠である。高齢者で最も多い睡眠障害はこのタイプの不眠である。全国の大学病院の新患外来での調査によると、持続性の不眠愁訴のある患者は、40歳以下では8％程度であったが、50歳以降急激に増加し、高齢者の患者では、15％以上にも達すると報告されている(1996年旧厚生省睡眠障害研究班報告)。高齢者の不眠には、寝つきが悪いタイプよりも、中途覚醒型や熟眠不全型が多い。また、全国20歳以上の国民の不眠発生率を調べた2000年の報告 [Kim, K. ら, *Sleep*, 2000] では、1ヶ月以内に何らかの不眠を経験した者はほぼ20％であり、60歳以上では30％近くになる。**表1**に、不眠症の一つである精神生理性不眠症のICSD(1990年)での診断基準を示す。主に、患者からの不眠と覚醒時の機能障害の主訴により診断され、明瞭な生物学的異常所見は必要とされていない。

不眠に対する対策はその原因により異なり、不眠の原因として次の5つに集約されている。(イ)高血圧、アレルギー性疾患、心臓疾患、泌尿器疾患など

表1　精神生理性不眠症の診断基準［ICSD, 1990］

A．不眠の訴えが覚醒時の機能障害の訴えとともにみられる
B．学習された睡眠を妨げる連想がみられる
　1．望むときに寝つけなかったことがきっかけとなり、眠ろうと懸命に努力しすぎるが、他の比較的単調なことをしようとする場合、例えばテレビをみたり、読書したりしているときには容易に眠り込む
　2．寝室とか睡眠に関連する活動に対して条件づけられた覚醒があり、家庭では良く眠れないが、家から離れたり、就寝時のきまりを守らない場合にはかえって良く眠れる
C．身体化された緊張の増大の証拠　例：いらいら、筋肉の緊張、血管収縮増加
D．睡眠ポリグラフ検査により以下の所見
　1．睡眠潜時の延長
　2．睡眠効率の減少
　3．覚醒の回数および持続の増加
E．睡眠の障害を説明できる他の内科的疾患または精神科的障害の証拠がない
F．他の睡眠障害、例えば不適切な睡眠衛生、閉塞性睡眠時無呼吸症候群などが不眠と共存してもかまわない

最小限基準：A＋B　　重症度基準：不眠の程度
持続基準：急性（持続が4週間以下）、亜急性（持続が4週間以上6週間未満）
　　　　　慢性（持続が6週間以上）

睡眠を障害する身体的障害、(ロ)日常の活動や生活スケジュールの変動、(ハ)心理的な問題やストレスあるいは不安、(ニ)抑うつや不安障害、アルコールや薬物の乱用、認知症などの精神的障害、(ホ)さまざまな薬物が不眠の原因となる。喫煙は入眠を障害し、アルコールはしばしば不眠の原因になる。アルコールには中途覚醒を増大させ、レム睡眠の出現を抑制する作用があり、さらに利尿作用と浅睡眠化によりトイレ覚醒を誘発し、再入眠を妨げる。睡眠薬の代用として寝酒を選択すると不眠を増悪させることがある。

一過性の不眠や短期不眠では、睡眠薬の適切な服用が有効な場合が多く、適切な睡眠薬の処方で劇的に改善することが知られている。睡眠薬の投与は、服薬時間、投与量が高齢者では重要で、習慣的な就寝時刻直前の服薬とすみやかな就寝、アルコール同時摂取の禁止と少量からの服薬開始などのきめ細かな注意が必要とされる。また、高齢者は精神安定薬、β－ブロッカー、抗パーキンソン病薬などの鎮静作用を有する薬物などを服用している場合もあり注意を要する。

上記5項目以外にも、高齢者では夜間頻尿の問題がある。高齢者の夜間頻尿は、夜間睡眠が障害されている場合にも、中途覚醒後に心配で手洗いに行くなどの泌尿器科的な原因によらない場合も知られている。高齢男女732名（女性418名、男性314名、60～99歳）の夜間排尿回数と中途覚醒頻度との関

係を**図1**左図に散布図で示す。夜間頻尿のある者では、明らかに中途覚醒が増加する。両者は、r＝0.7208と非常に高い相関を示す。**図1**右図に、長期不眠愁訴高齢者と非不眠愁訴高齢者での夜間排尿回数頻度の割合を示す。長期不眠愁訴をもつ高齢者では、有意に夜間排尿回数が多く、3回以上の夜間排尿回数を示す不眠愁訴高齢者は、非不眠愁訴高齢者の3倍近くに達する。排尿量は概日リズムに支配され、夜間には抗利尿ホルモン分泌により尿量が抑えられるのが正常な生理現象である。概日リズムに乱れが生じると、夜間の排尿量が増え中途覚醒が起きやすくなる。

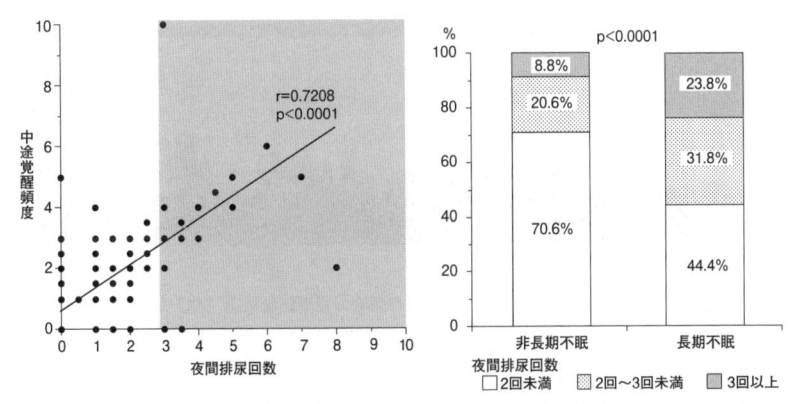

図1 夜間排尿回数と中途覚醒頻度との関係

男女732名（女性418名、男性314名、60〜99歳）の夜間排尿回数と中途覚醒頻度との関係を散布図で示す。夜間頻尿のある高齢者は、明らかに中途覚醒が増加する。両者は、r＝0.7208と非常に高い相関を示す。

3 睡眠呼吸障害

睡眠呼吸障害には、閉塞性睡眠時無呼吸症候群（OSAS）、中枢性睡眠時無呼吸症候群、中枢型肺胞低換気症候群、上気道抵抗症候群が知られている。中年では閉塞性睡眠時無呼吸症候群が多く、高齢者では閉塞性睡眠時無呼吸症候群と中枢性睡眠時無呼吸症候群が混在し増加する。閉塞性睡眠時無呼吸症候群は、睡眠中に上気道の閉塞により呼吸が停止し、動脈血酸素飽和度の低下が反復して起こり頻回に睡眠が妨害される症候群で、日中の過度の眠気、不眠とともに特徴的なイビキを主症状とする。**図2**に、重度の閉塞性睡眠時無呼吸症候群患者の夜間睡眠経過を示す。

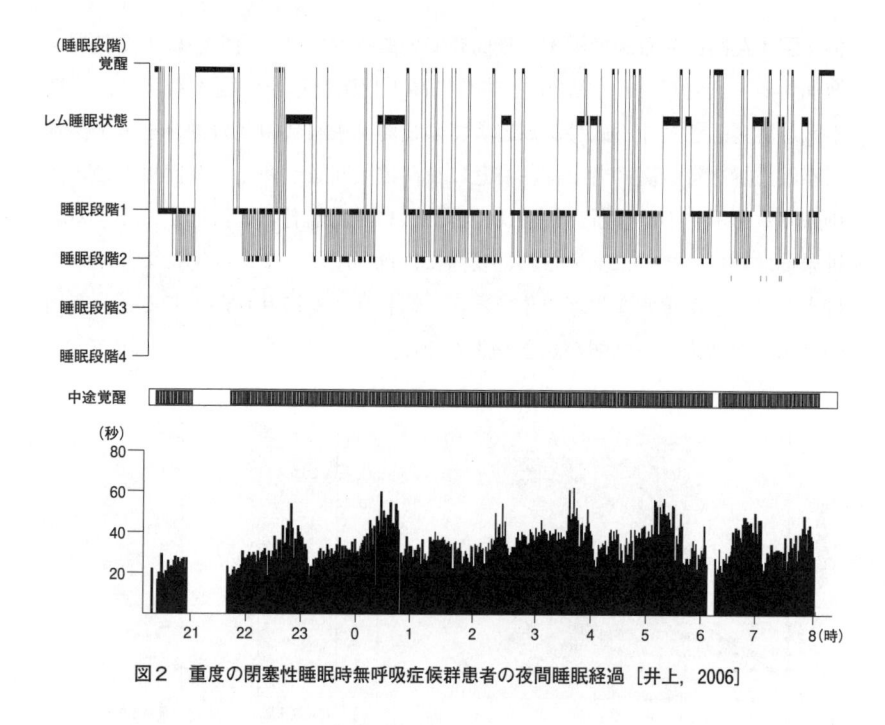

図2 重度の閉塞性睡眠時無呼吸症候群患者の夜間睡眠経過 [井上, 2006]

　一晩を通して、20秒を越える呼吸停止が高頻度に認められる。睡眠経過では段階3、4の深睡眠は全く出現していない。大部分が浅睡眠の段階1、2で占められ、レム睡眠が所々に分断されて出現している。中途覚醒も極端に多い。このような睡眠では、心身の機能回復の役割はほとんど示さず、覚醒時の脳機能に支障をきたし、健康も障害される危険性が高い。

　日中の過度の眠気は、重大な交通事故の原因となり、このような症状を示す中年・高齢者の車の運転は、危険をともなう。中年期に多く、30〜60歳男性で人口の4％、女性では2％前後である。症状として、日中の強い眠気があるが、本人は自覚しない場合がある。大きく特徴的なイビキは必ず観察され、朝の頭痛、覚醒時の口渇、幼児では睡眠中の胸壁の陥没がみられることがある。症状の重さにもよるが、夜間の睡眠分断による影響で、交通事故や労働災害、家庭内外の事故、学業や作業能力の低下、記憶や意欲の減退、抑うつ状態、家庭や社会生活上の問題を引き起こしやすい。

　中枢性睡眠時無呼吸症候群は、睡眠中に呼吸中枢の活動停止が生じ、呼吸

運動が消失し、動脈血酸素飽和度の低下が生ずる。軽度なものを含めると高齢者の25％に見られるという報告もある。高齢者の睡眠時無呼吸の中には加齢による生理的変化によって生じたものも存在し、無呼吸が頻回に生じ、睡眠が障害され、低酸素血症や高血圧および心臓になんらかの変化を生じた場合にのみ病的と考えられる。睡眠呼吸障害は、検査・治療のできる病院も多い。

4　周期性四肢運動障害、むずむず脚症候群

　周期性四肢運動障害は、四肢に反復性の周期的な運動が睡眠中に生ずることが特徴である。しばしば中途覚醒が生じ、起床時の爽快感が失われる。むずむず脚症候群の特徴は、下肢の深部に生ずるなんともいえない不快感で、このような異常感覚が出現する時には、ほとんどいつもじっとしていることができず、たえず下肢を動かさざるを得ないので、この名称がついている。この異常感覚は、「むずむずする」、「虫が這うような」、「ひりひりする」、「違和感がある」、「じりじりする」などと訴えられることが多く、しばしば傾眠期に生じ、入眠困難による不眠を訴えることが多い。また、症状の発現傾向には概日リズム性が認められ、真夜中から午前4時の間にピークがあり、睡眠と覚醒状態に完全に対応するものではない。むずむず脚症候群の患者の80％以上が、周期性四肢運動障害を併発する。透析患者の20〜40％に認められるという報告があり、一般高齢者でも4〜5％が罹患していると推定されている。

　周期性四肢運動障害、むずむず脚症候群とも自覚的には不眠や日中の過度の眠気および抑うつを訴えることが多く、持続性の不眠と誤診されやすく、主治医も漫然と睡眠薬を投与しやすいので注意を要する。カフェイン摂取の制限や禁煙、禁酒、入眠前の入浴とマッサージや軽運動、昼寝などの就寝時刻の変更で、症状が軽減する場合も多い。

5　過眠（ナルコレプシー、特発性過眠症）

　過眠は不眠とほぼ対極の状態を示す専門用語で、さまざまな状況で生じる。

ここでは、代表的な過眠の疾患について記述する。過眠の生理検査法には、睡眠潜時反復検査（multiple sleep latency test, MSLT）が用いられ、主観的（心理的）検査ではエプワース眠気尺度（Epworth Sleepiness Scale, ESS）がよく用いられる。ナルコレプシーの場合には、MSLTにおいて短い潜時でレム睡眠が出現（入眠時レム期、sleep onset REM period, SOREMP）する。ESSは、8項目から構成され、日常生活に則した具体的な状況をイメージして回答する形式となっている。8項目の得点を単純累計し総合得点とし11点以上を過度の眠気ありと評価するが、上記のMSLTの検査結果とは、かならずしも一致しない。

　ナルコレプシーの日本での発症頻度は、0.16～0.59％で、特徴的な4つの症状が知られている。(1)日中反復する居眠りがほとんど毎日見られる（日中の過度の眠気、睡眠発作）。(2)強い情動にともなって起こる姿勢筋緊張の突然の両側性の喪失（情動脱力発作）。(3)覚醒と睡眠の移行期に見られる、動く、口をきくなど体を動かすことが一過性にできなくなる状態（睡眠麻痺）。この状態は1～数分間で回復する。(4)睡眠開始時におこる鮮明な知覚体験（入眠時幻覚）。側に人がいる、何か霊のようなものが身近に立っているというような実在感をともなうことも多い。視覚的、聴覚的、触覚的、運動感覚的な現象も体験することが多く、この時には不安や恐怖を感じることが多い。(3)と(4)の状態は入眠期にレム睡眠が出現するためで、一般の人でも不規則な生活をしたり徹夜の後の昼寝などで金縛りとして体験することがある。適切な治療を行えば、通常の生活をおくることが可能である。

　特発性過眠症は、ナルコレプシーより発症頻度はかなり低い。ナルコレプシーより日中の眠気は弱く睡眠発作も少ない。しかし、いったん眠り込むと、長い時間（多くは1時間以上）目覚めることができない。目覚めた後も爽快感がなく、目覚めること自体が困難である。長時間にわたる夜間の睡眠や頻回な日中の睡眠、過度の眠気あるいは過度に深い睡眠の訴えを特徴とする。この過眠症では、十分に長い時間眠らせても、日中の過度の眠気が消失しないという特徴をもつ。また、一部では目覚めがはなはだ困難で、目覚めた後も見当識障害（自分がどこにいるのか、何をしているのかわからないなど、錯乱性覚醒）を経験することも多い。

6 概日リズム睡眠障害

　概日リズム睡眠障害には、交代勤務によるもの、時差によるもの、睡眠相が前進あるいは後退するもの、非24時間の睡眠・覚醒パターンをとるもの、認知症高齢者などに見られる睡眠相がバラバラに出現するものなどがある。なぜ概日リズム睡眠障害が生じるかは、「第2章　睡眠と生体リズム」、「第6章　社会と睡眠」で詳しく講義されている。

　概日リズム睡眠障害は、生体リズムが外界のリズムにうまく同調できないことによって生じる睡眠障害である。海外旅行などで経験する時差症候群（時差ぼけ）や交代制勤務などによる交代制睡眠障害などがこれに含まれる。医療関係者のような不規則交代勤務者の睡眠障害については、生体リズムと睡眠覚醒スケジュールが脱同調（注：人間には生体リズムを示す多種類の生命現象がある。また、生体リズムは複数の生体時計に支配されており、正常な状態では複数のリズム間の現象は同調して効率的に働いている。体内時計に乱れが生じると、複数のリズム間の同調関係が崩れ、それを脱同調と呼ぶ。生体リズム間で起こる場合を内的脱同調と呼び、生体リズムと外部環境のサイクル変動との間で起こる場合を、外的脱同調と呼ぶ→42ページ）した状態にあるため、易疲労感、胃腸障害、肩こり、頭痛などの自律神経障害、中途覚醒の増加や持続時間の短縮などの睡眠障害が出現する。このためヒューマンエラーによる事故を引き起こすリスクが上昇する。

　また、近年注目を集めている疾患として睡眠相後退症候群がある。この疾患は、夜なかなか寝つかれず朝はなかなか起きられないという、いわば"宵っぱりの朝寝坊"の極端なものである。普通はこのような極端な夜型でも、朝起きなければならないときは目覚められるのが通常であるが、この疾患は生体リズムが遅れた状態で固定してしまっているために起きようと思ってもどうしても目覚めることができない。このような概日リズム睡眠障害は、学業や社会生活に支障をきたす。不登校の児童が、二次的に睡眠相後退症候群になる場合、極端な例では昼夜が逆転して、努力しても睡眠覚醒スケジュールを元に戻せず、学校関係者や家族が対応に苦慮する場合も知られている。再登校できるような学校環境や家庭環境の整備、心理的な治療と同時に、概日リズム睡眠障害への対策を行うことで、再登校が容易になるとの報告も多

い。

　社会的な大きな問題として、認知症高齢者に見られる夜間行動異常やせん妄がある。認知症高齢者では、不眠や過眠、昼夜逆転した生活などが見られ、夜、家族が眠っている間に外に出てしまう、大声を出すなど問題となる行動が見られる。このような認知症高齢者に見られる不眠と行動異常には、生体リズムの障害によって引き起こされているものがある。認知症高齢者の生体リズムが、昼夜の区別がつかなくなった状態にある場合、サンダウンシンドロームとも呼ばれることのあるように、薄明期から深夜にかけて行動異常が生じやすくなる。認知症高齢者では、不規則な生活や社会的接触の減少、太陽の光を浴びる時間が非常に少ないことなど、生体リズムを強化する因子が少なくなっていることが要因になっている。睡眠が分断し、夜昼なく睡眠が出現するような概日リズム睡眠障害は、不規則型睡眠覚醒パターンと呼ばれる。起床後に2,500ルクス以上の高照度光を2時間以上照射する高照度光療法や午前中の日光浴、介入による日中の覚醒状態の確保などで生体リズムの規則性が保たれ、症状が改善する場合も多い。

7　女性に特有の睡眠障害

　月経周期は、脳下垂体から卵胞刺激ホルモン（FSH）と黄体形成ホルモン（LH）が規則正しく周期的に血中に分泌されて形成される。卵胞刺激ホルモンは、卵胞を刺激して成熟させ、排卵直前に分泌がピークになり、卵胞ホルモン（エストロゲン）を卵胞から分泌させる。多量のエストロゲン分泌は、間脳・脳下垂体にフィードバックをかけ、黄体形成ホルモンが多量に分泌され排卵が起こる。黄体形成ホルモンにより黄体が形成され、黄体ホルモン（プロゲステロン）が分泌される。エストロゲンは子宮内膜を肥厚させ、プロゲステロンは子宮内膜の分泌活動を促進し、排卵直後から月経開始直前までのほぼ14日が分泌期で、この時期が高体温期で、夜間に深部体温があまり低下しない。排卵された卵子が受精しなかった場合に、黄体の萎縮、卵巣ホルモンの分泌の急激な減少が生じ、子宮内膜が剥離出血して、月経が始まる。これが、月経周期である。月経周期は、成熟女性でおよそ30.4±6.5日で、正常な範囲は25〜38日間とされている。この月経あるいは妊娠により引き起こ

される睡眠の変化が、女性特有の睡眠障害である。

　月経周期とともに日中の眠気の増大する時期が、大多数の成人女性にみられる。主に月経2〜3日前と月経開始直後に強い眠気を感じる者が多く、排卵期にも月経前ほどではないが眠気を訴える者がある。また、排卵期から月経期まで夜間睡眠中の深部体温が高く、そのため熟眠感が低下することもある。

　妊娠初期のつわりの時期に低頻度であるが夜間睡眠が障害され、中期には夜間睡眠の障害の頻度が20％程度に増え、末期になると30％を超え症状も悪化する。睡眠障害の症状が重い妊婦では、社会的サポートが不十分であるとマタニティブルーズになりやすい。また、夜間の排尿回数も増え、2回以上の者は初期で20％以上、中期、末期で30％程度になる。夜間排尿回数の増加が、中途覚醒を増大させ睡眠の障害感を増悪させる原因の一つとなっている。妊娠末期では、腹水の増加により仰臥位での睡眠がとりにくく、横臥位での睡眠姿勢をとるものが多い。妊婦で夜間睡眠が妨害され不足している者では、日中に習慣的な昼寝を補充睡眠としてとることで、睡眠不足がかなり改善される。

　更年期障害は更年期に現れる多種多様の症候群で、器質的変化に相応しない自律神経失調症をいい、性線機能の変化が視床下部の神経活動に変化をもたらし、神経性・代謝性の様々な生体変化を引き起こすことによると考えられている。のぼせ・発汗、冷え性などの血管運動神経症状を中心とするが、睡眠障害や動悸、めまい、耳鳴りなどの自律神経症状、抑うつ、不安感、精神不安定、記憶力減退などの精神症状、その他肩こり、関節痛、腰痛などの運動器官症状、消化器症状、皮膚症状、易疲労性などの不定愁訴症候群でもあり、閉経期女性の20％程度にみられる。また、更年期障害愁訴者の50％以上に不眠愁訴が認められる。更年期障害の要因は女性ホルモンの低下による内分泌学的要因以外に社会心理学的要因があり、後者による睡眠障害にはカウンセリング（心理療法）や精神療法も有用である。更年期障害は、ホルモン補充療法で劇的に改善する者も多いが、副作用も多く、産婦人科医のもとで行われるべき治療である。一方でこの時期は、入眠困難や入眠前の過緊張、日中の自律神経症状、心理的症状も多く、鎮静作用のある香りなどが改善作用を示す場合もある。

8 子どもの睡眠障害

(1) 乳児突然死症候群（SIDS）

　乳児突然死症候群は、睡眠中に起こる予期できない突然死で、死亡前の病歴や病理解剖によってもその死因を明らかにすることができないものが多い。発症は1歳以下で、10～12週齢がピークとされており、やや男児に多い傾向がある。出生から4週間までの新生児にはみられないと報告されている。寝姿勢と乳児突然死症候群の関係はよく知られており、うつ伏せや側臥位の寝姿勢でリスクが高まる。乳児突然死症候群の危険因子は、胎児期、乳児期のタバコの煙の暴露が最もよく知られており、若年で低い経済階層の母親や早産・多胎妊娠の経歴のある母親からの出産が危険性を高くすることも知られている。また、妊娠中の習慣的飲酒も発症のリスクをあげる。乳児突然死症候群と脳内の呼吸中枢の未熟成との関係も報告されているが、原因はまだ確定していない。

(2) 小児の睡眠呼吸障害

　子どもでは、顎形成の未発達や睡眠時に舌根が深く落ちやすいことや筋緊張の低下により上気道が狭窄しやすいこととなど、閉塞性無呼吸症候群を発症しやすい要因が多い。扁桃・アデノイドの肥大などでは上気道が閉塞しやすいので注意が必要で、子どもで常習的にイビキをかき、睡眠中に呼吸が止まるなどの症状が観察された場合、耳鼻咽喉科を受診する必要性は高い。日中の過度の眠気により、心身の発達の遅れ、学習障害、学業成績の低下、多動をともなう行動障害がしばしば見られる。

(3) しつけ不足睡眠障害症候群

　しつけ不足睡眠障害は、親による乳幼児期の就床時刻のしつけが不適切な場合に起こる。眠らなければならない時刻になっても、時間をかせいだりして就床を拒否し、なかなか眠らなくなる。しつけ不足睡眠障害が、小児の概日リズム睡眠障害の発症誘因となっている場合も多く、親の自覚が必要な小児の睡眠障害である。親が子どもを放任する、親の夜型化生活を子どもに押しつける場合など起こりやすく、子どもの正常な発達を障害する場合もある。

(4) 小児の概日リズム睡眠障害

　子どもの概日リズム睡眠障害は、望ましい時間帯に睡眠をとることができない生体リズムの異常である。適切な時刻に起床できず社会適応が困難となる青年期の睡眠相後退症候群の発症は、小児期の極端に遅い就寝時刻が誘因となることも報告されている。また、自閉症の児童では、不規則な就寝時刻と概日リズムの異常を示す場合の多いことも報告されている。また、不登校の子どもでは、二次的に概日リズム睡眠障害に罹患する子どもも多く、再登校できるような学校環境や家庭環境の整備、心理的な治療と同時に、概日リズム睡眠障害への対策を行うことで、再登校が容易になるとの報告もある。

(5) 睡眠時随伴症状
① 睡眠時歯ぎしり

　一般に、歯ぎしりが最も観察されやすい睡眠段階は、中等度の深さの睡眠である段階2に多く、特にレム睡眠の前後に多い。しかし、症例によってはレム睡眠での出現頻度が最も高い例もあることが報告されている。歯ぎしりは同室で寝ている親や子の不快感と、ノイズによる入眠障害や中途覚醒を引き起こす。歯ぎしりは一定でない騒音に属し、空港のジェット機の騒音や線路沿いの電車の騒音のような突発的な騒音である。人間はこのような音に対しては順応することはなく、不快に感じる。また、本人もまれではあるが、自分の歯ぎしりで睡眠が中断され、短時間の覚醒が起こることがある。歯ぎしりが習慣化するのは、末梢の問題（未治療の虫歯、慢性辺縁性歯周炎（歯槽膿漏）、咬合異常などの歯科的問題）や精神的ストレス状態に長期間さらされるためと考えられている。また、歯ぎしりは毎晩連続して起こることは多くはない。歯ぎしりは正常な乳幼児の50％以上で、乳歯の生える時期や乳歯から永久歯に生え替わる時期に見られ、人口の85～90％が一生の間に歯ぎしりを経験する。よく、悪夢と歯ぎしりの関係に注目されるが、一般的に恐怖感をともなう夢や防御的な夢は、強い精神的ストレスにさらされている時に見やすく、このような時の睡眠中には歯ぎしりも起こりやすいと考えられている。

　高齢者のむずむず脚症候群や周期性四肢運動障害の患者でも睡眠時歯ぎし

りの多いことが報告されている。また、起床時の慢性的頭痛の原因として、常習的な睡眠時歯ぎしりと閉塞性睡眠時無呼吸症候群が知られている。

② 寝言

「ねごと」は、うめき声から会話をしているように明瞭に聞き取れるものまで、さまざまなタイプが存在する。子どもに多く、発達とともに自然に消えてしまうのが普通であるが、大人でも１％の人は「ねごと」があると報告されている。女性より男性に多く、両親が「ねごと」を言う家庭では、子どもも「ねごと」を言うなど、家系的な要素も強いことが判明している。「ねごと」はレム睡眠の終わりや深睡眠の終わった後の軽睡眠で多く、大きな精神的ストレスにさらされている時などに多いと報告されている。睡眠時無呼吸症候群での、停止した呼吸再開時のうめき声や叫び声、レム睡眠時に防御的な行動や暴力的行動をとることのあるレム睡眠関連行動異常での叫び声やうめき声などは、「ねごと」と混同される場合がある。笑った時や緊張した時に脱力発作や睡眠発作を起こすナルコレプシーでも「ねごと」をともなうことが多く、その他、精神疾患でも「ねごと」の多いことが知られている。「ねごと」の背後に、別の重大な疾患が隠れていることもある。単に精神的なストレスにより「ねごと」が誘発される場合もあるが、常習的な「ねごと」がある場合には、強いストレスにさらされている可能性が高いので、ストレスを消去するための適切な対処行動が必要となる。

③ 睡眠時驚愕症（夜驚）

睡眠時驚愕症は、引き裂くような悲鳴や叫びをあげてまわりをびっくりさせ、最も深い睡眠である徐波睡眠（多くは段階４）から急激に覚醒するのが特徴である。この時、強い恐怖を示し、激しい動悸などの自律神経系の変化や防御的な行動などがみられる。外部からの呼びかけなどの刺激には反応せず、むりやり覚醒させると錯乱や失見当識などの状態になる。大脳皮質はまだ眠った状態にもかかわらず、抑制系のコントロールが不十分な状態で、脳幹の覚醒系や辺縁系の情動中枢などの活動性が上昇してしまうためと考えられている。

④ 睡眠時遊行症（夢中遊行）

睡眠時遊行症は、一連の複雑な行動から構成され、徐波睡眠に始まり覚醒で終わるパターンが一般的である。普通、睡眠の前半に出現するが、徹夜の

後や海外旅行先のホテルでの睡眠など、徐波睡眠の出現パターンに乱れのある時も、起こりやすい。小児の場合は、睡眠時驚愕症をともなうこともある。発症は、歩行可能になるとすぐ起こるが、多くは4歳〜8歳がピークである。成人でも見られる。

⑤ 睡眠時遺尿症（夜尿）

睡眠時遺尿症は睡眠中の不随意の排尿を特徴とし、繰り返して起こる。5歳までの遺尿は治療を必要とされていない。5歳を過ぎても遺尿が続く場合には、夜尿症を専門に治療する医療機関を受診することが望ましい。5歳までの排尿訓練がきちんと行われない場合、アレルギーを持った子どもの一部、機能的に容量の少ない膀胱や過敏性の膀胱を持つ子ども、閉塞性睡眠時無呼吸症候群の症状を示す子どもなどにも見られる。発症率は、4歳で30％、6歳で10％、10歳で5％、12歳で3％と報告され、18歳でも1〜3％で、男性に多い。

〔白川修一郎〕

参考文献

Kryger, M.H., Roth, T., & Dement, W. C. (eds.): *Principles and practice of sleep medicine.* Fourth Edition, Elsevier Saunders, Philadelphia, p.95, 2005.

太田龍朗，大川匡子（編）：臨床精神医学講座13　睡眠障害，中山書店，1999.

睡眠障害の診断・治療ガイドライン研究会（内山真）：睡眠障害の対応と治療ガイドライン，じほう，2002.

図版出典

図2　井上雄一：睡眠時無呼吸症候群の診断・治療、最新精神医学，11(5)：439-445, 2006.

第8章
睡眠の評価法

・この章のポイント

　睡眠改善学の知識を習得し、得られた知識を現場に応用するためには、クライアントの睡眠状態を、適切にかつ多面的に把握する必要がある。また、睡眠状態の問題点が明らかとなり、科学的根拠に基づいて生活習慣の改善や睡眠環境の変更を提案した場合も、その提案が適切であったか否かの評価が必要となる。本章では、現在多用されているアンケート形式の9つの睡眠評価法をとりあげ、その特徴および限界について概述する。

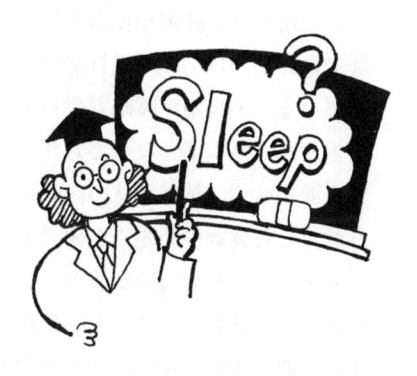

1 はじめに

　睡眠改善学の知識を十分に習得し、得られた知識を現場に応用するためには、クライアントの睡眠状態について適切にかつ多面的に把握することが前提条件となる。また、睡眠状態の問題点が明らかとなり、科学的根拠に基づいて生活習慣の改善や睡眠環境の変更を提案した場合も、その提案が適切であったか否かの評価が必要とされる。このような場合に、終夜睡眠ポリグラフィやアクチグラフなどの特殊な機器を使用できないことも多く、アンケートによる睡眠の評価法についての知識とその特徴および限界について理解しておくことが重要である。

2 睡眠日誌とその評価

　睡眠日誌は、数週間、数ヶ月、数年にわたる長期間の睡眠覚醒スケジュールを的確に把握するための簡便な方法である。クライアント自身あるいは家族、看護者により記録する。交代勤務などによる概日リズム睡眠障害や認知症高齢者の睡眠覚醒スケジュール障害の診断、および治療効果の判定には必須のものとされている。睡眠は本能的現象であり、日常的現象でもあるので、睡眠日誌により日々の記録をとっていない場合には、しばしば数日前の睡眠現象でも想起できないことがある。睡眠臨床においても、概日リズム睡眠障害の診断では、睡眠相後退症候群では2週間以上の、非24時間睡眠覚醒症候群では6週間以上の睡眠日誌による睡眠位相の観察が診断上最小限必要とされている。不規則型睡眠覚醒パターンの診断では、睡眠エピソードの分断性が重要な診断基準となっており、単なる入眠・起床時刻の記載のみでは、条件を満足せず、睡眠日誌の記載が必要とされる。不適切な睡眠生活習慣により悪化した睡眠の問題点を検討する場合にも、睡眠日誌の記録は多くの手がかりを与え、適切な睡眠改善指導を行う上で重要な情報となる。睡眠日誌の解析には、睡眠エピソードの分断回数、24時間の睡眠時間、過去1週間の総睡眠時間、入眠・起床時刻の平均と変動および位相、カイ二乗ペリオドグラムなどによる睡眠覚醒スケジュールの周期解析などが用いられる。図1に、学童前期児童の睡眠・生活日誌による評価例を、サンプルとして示す。

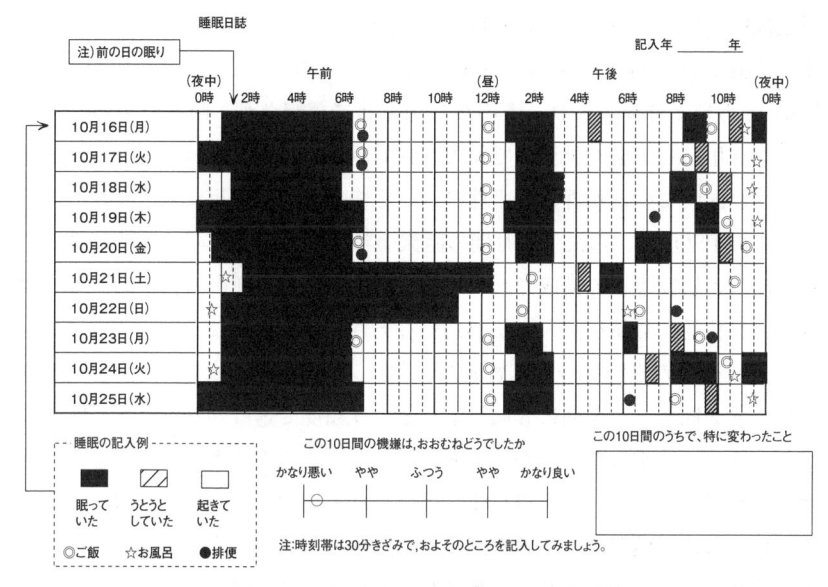

図1　不規則な子どもの生活・睡眠習慣と生体リズムの一例

　極端に生活リズムが乱れている保育所に通う子どもの例で、午前1時前後の就寝と平日の午後の昼寝と夕方から就寝時刻前にかけての不規則な睡眠が特徴である。また、休日の極端に遅い起床時刻、朝食と夕食の時刻の不規則性、排便時刻の不規則性が観察される。子どもが極度に不規則な生活・睡眠習慣になっており、排便時刻に見られるように生体リズムも乱れ、心身の正常な発達に問題が生じる可能性の高いことを、保護者に認知させるために、睡眠日誌は手軽に利用でき評価効果も大きく情報量も多い。

3　睡眠健康、睡眠習慣の全般的評価

(1)　ピッツバーグ睡眠質問紙（Pittsburg sleep quality index, PSQI）

　睡眠状態の評価法の多くは、主に睡眠の異常、すなわち睡眠障害をスクリーニングし検査する目的で開発されてきた経緯をもつ。医療における臨床応用を主目的として開発され、医療以外の睡眠改善学での応用には適さない面を持つが、厳密な開発手続きがとられており、睡眠障害の状態全般や睡眠の質あるいは健康度を評価する目的で作成されているので参考になる。疫学や

睡眠臨床現場で多用されている自記式質問紙として、ピッツバーグ睡眠質問紙 (Pittsburg sleep quality index, PSQI) がある。PSQIは、1989年にBuysseらにより発表され、その後各国言語に翻訳され、睡眠障害のスクリーニング用として広く世界中で使用されている。日本語版は、土井らにより翻訳され国内での信頼性と妥当性について検証され1998年に報告された。

原本のPSQIは、過去1ヶ月間の睡眠の状態についての臨床症状に対応した19項目の質問事項で構成されている。過去1ヶ月の睡眠習慣に関する4項目は、具体的に数値を記入する形式で答えさせる。睡眠における問題について、それぞれの原因について質問し、「なし」、「1週間に1回未満」、「1週間に1～2回」、「1週間に3回以上」という頻度で選ばせる項目と、睡眠の質のように「非常に悪い」から「非常に良い」までの4選択肢のなかから選ばせる形式となっている。得点化に用いられる18項目は、睡眠の質、入眠時間、睡眠時間、睡眠効率、睡眠困難、睡眠薬の使用、日中覚醒困難の7つの臨床症状に応じたカテゴリに分類され、各カテゴリは得点化される。7カテゴリの得点は加算され、その得点がPSQIの総合得点として算出され、この総合得点が主に評価に用いられる。睡眠の質については、睡眠の質の全体評価1項目で、入眠時間については、30分以内に眠ることができなかったかどうか、過去1ヶ月の眠りにつくまでに要した時間で算出し得点化している。睡眠時間は、睡眠習慣についての項目中の就寝時刻と起床時刻から算出され得点化される。睡眠効率は、睡眠時間の項目の回答を上記の就寝～起床時刻で除したものとなっている。睡眠困難には、9項目の睡眠に問題を引き起こす原因となる項目が用いられている。睡眠薬の使用は1項目であり、日中覚醒困難も2項目である。19項目目は、同居人がいるか否かの質問で、同居人がいる場合には同居人への質問が5項目続く。同居人への質問は、「イビキ」、「呼吸停止」、「足のびくつき」、「ねぼけや混乱」、「その他のじっと眠っていない状態」の頻度についての項目となっているが、得点化には使用されておらず、閉塞性睡眠時無呼吸症候群 (OSAS)、むずむず脚症候群、周期性四肢運動障害、覚醒障害などの診断の手がかりを得るための項目である。日本語版では、得点化に用いられる18項目が翻訳され使用されている。このようにPSQIは、各カテゴリ項目別に用いるには構成項目数が少ないカテゴリも多く、原則的に総合得点で評価される尺度である。PSQIの医学的信頼性は、

アメリカの睡眠臨床現場で52例の健常人、睡眠に問題を持つ54例のうつ病患者と62例の睡眠障害患者で確認されている。総合得点5点以上が睡眠障害ありと判定した場合の診断上の感度（sensitivity）は89.6％であり、特異性（specificity）は86.5％と高い診断力を示す。また、ドイツで行われたPSQIの妥当性の検討では、原発性不眠と診断された患者80名に、PSQIと睡眠日誌および終夜睡眠ポリグラフィを施行し、PSQIの総合得点の再現性が0.87であり、感度は98.7％、特異性は84.4％を示すことが報告されている。PSQIは、英語以外の言語に翻訳しても、不眠を主訴とする睡眠障害、うつ病あるいは抑うつや不安などによる不眠の診断にとって有効な評価尺度と考えられている。一方で、日中の過度の眠気を主訴とする睡眠障害、睡眠時間帯が不規則な概日リズム睡眠障害、睡眠不足による訴えなどには適当でないとされる。また、むずむず脚症候群などの特異な睡眠障害では、その病態を把握しきれない面を持つ。

　PSQIは、不眠の臨床診断に有用な評価尺度であるが、不適切な睡眠習慣による特徴把握や得点化にかなりの弱点を持つこと、5点以下のいわゆる正常な睡眠状態と考えられる範囲での直線性に難のあることなどから、睡眠健康の維持や改善介入効果、不適切な睡眠状態の改善などのような軽度の睡眠健康の変動判定などには適していない。なお、睡眠の状態評価を行う目的を持つ尺度の多くは、PSQIのような手続きを経て開発されている。

(2) 睡眠健康調査票

　中高年者の睡眠改善や高齢者の不眠予防を目的として、睡眠健康の評価尺度と睡眠習慣の調査用に睡眠健康調査票が開発され標準化されている。この尺度は16項目6因子（睡眠維持の健康度、睡眠の正常性、睡眠位相の健康度、睡眠中の呼吸系の健康度、目覚めの健康度、寝つきの健康度）より構成され得点化されている。高齢者では、睡眠位相の健康度因子は使用されない。高齢者に、認知・行動療法に基づく睡眠習慣改善介入を行った例を図2に示す。

　この例では、睡眠位相の健康度を除く5因子の睡眠健康度を標準化得点に変換し表示しており、50点をこの年齢群での平均健康度として示している。介入前は睡眠維持の健康度、目覚めの健康度、寝つきの健康度とも1SD以

介入前
1:睡眠維持の健康度
2:睡眠の正常性
3:睡眠中の呼吸系の健康度
4:目覚めの健康度
5:寝つきの健康度

↓ 認知・行動療法による
睡眠習慣の介入改善

介入4週後

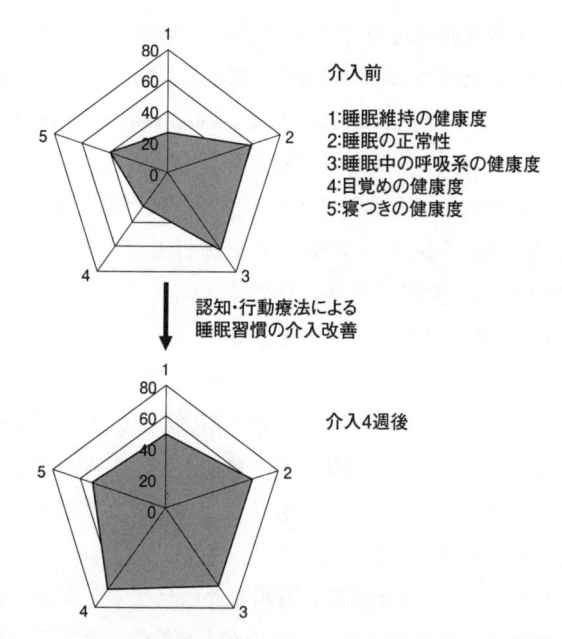

図2 睡眠健康悪化高齢者の睡眠習慣改善介入効果の睡眠健康調査票による評価例

上悪化しているが、介入4週後の評価では3因子ともほぼ改善しており、認知・行動療法に基づく睡眠習慣改善介入技法がこの例では効果的であることが判定できる。このように、睡眠健康がやや悪化した中高年や高齢者の睡眠健康の維持や睡眠改善の効果評価に有用な尺度である。この調査票は、使用許可を得ずに自由に使うことができるので、国内の睡眠関連現場で多用されている。睡眠健康調査票と得点変換用 Excel シートは、日本睡眠改善協議会のホームページ（http://www.jobs.gr.jp/）から入手することができる。

4　一晩の睡眠状態の心理的評価

PSQI や睡眠健康調査票は、過去1ヶ月の睡眠の状態を内省し記入する自記式質問票であり、短期間の睡眠の状態を評価するには適していない。入院患者を対象として、直前の24時間の睡眠の状態を把握するための尺度として St. Mary 病院睡眠質問票（SMH）が開発され、日本語版も作成されている。SMH は、14項目で構成され直前の睡眠における入眠困難や睡眠維持障害、

睡眠の質を臨床的に把握するのに適している。また、高い再現性が保証されており、睡眠臨床においては使いやすい尺度である。

　一方、睡眠の改善を目的とした非医療分野で使用する場合に使用しうる睡眠の内省尺度も開発されている。日々変動する睡眠内省を把握するために国内で標準化された尺度として、OSA 睡眠調査票第 2 版と MA 版が存在し、国内の睡眠研究や商品評価で多用されている。OSA 睡眠調査票第 2 版は、就床前の調査と起床直後の31項目の睡眠感調査より構成され、眠気、睡眠維持、気がかり、全体的熟眠感、入眠の 5 因子に分類され得点化されている。選択肢は、両極 6 件法で精度は高く、信頼性、整合性、再現性も検証され保証されているが、記入に時間がかかり時間的制約の多い現場ではやや不向きである。また、著作権の関係で、学術研究、医療研究、教育に使用が限定されている。この弱点を解消するために、両極 4 件法16項目で構成される OSA 睡眠調査票 MA 版が開発され、中高年・高齢者で標準化手続きがとられている。OSA 睡眠調査票 MA 版は、起床時眠気、入眠と睡眠維持、夢み、疲労回復、睡眠時間の 5 因子に分類され得点化し使用される。起床直後に記入させ、記入時間は数分程度である。開発した睡眠改善技術などをフィールドにおいて一般人を対象として、日々の睡眠内省を用いて評価する場合などに有用である。両者ともに、各項目の得点は母集団の反応分布に対応して尺度化がなされており、項目ごとの評価も可能なスケールである。

　図 3 は、OSA 睡眠調査票 MA 版を用い、グリーンティーから抽出された睡眠改善作用を持つ L-テアニン300mgを含有する飲料の睡眠改善効果を、プラセーボとのクロスオーバー・ダブルブラインド条件で比較（二重盲検比較：医師にも対象者にも、効力のある薬とプラセーボ〈薬効のない代用品〉の区別が分からないようにして、実薬と偽薬の服用期間をランダムにとり、治験を進める試験法）した結果である。対象者は10名の30歳代女性で、卵胞期（低体温期）に評価したものである。入眠と睡眠維持の得点が、L-テアニン含有飲料条件で有意に改善していることが観察できる。OSA 睡眠調査票 MA 版も、使用許可を得ずに自由に使うことができ、調査票と得点変換用 Excel シートは、日本睡眠改善協議会のホームページ（http://www.jobs.gr.jp/）から入手することができる。

　また、入眠過程に焦点をあて入眠感の評価に特化し標準化された入眠感尺

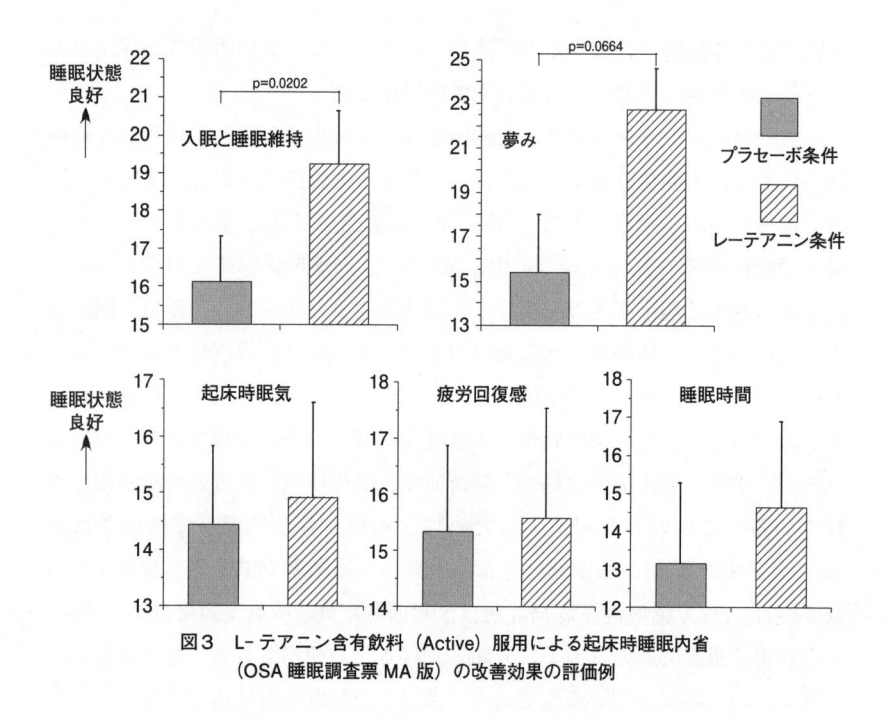

図3 L-テアニン含有飲料（Active）服用による起床時睡眠内省
（OSA睡眠調査票MA版）の改善効果の評価例

度も開発されている．入眠感尺度は単極4件法9項目で構成され起床時に記入する．睡眠の質の評価に入眠が大きく影響する場合も多く，香気成分や認知・行動療法による入眠促進効果判定のように，高感度の入眠感尺度を必要とする評価に用いられている．

5 日中の過度の眠気の心理的評価

日中の過度の眠気を心理的側面から検査するために，いくつかの眠気の主観的評価法が開発されている．スタンフォード眠気尺度（Stanford sleepiness scale, SSS）は，病的な日中の眠気を捉えるための尺度で，「まどろんでいる，起きていられない，すぐに寝てしまいそうだ」という状態から「やる気があり，活発で，頭がさえていて，眠くない感じ」まで7段階にわかれており，被検者はそのときの眠気の程度にしたがって選択する．スタンフォード眠気尺度を使用して，不眠高齢者を対象とした睡眠改善介入により，日中の眠気が改善した例を**図4**に示す．

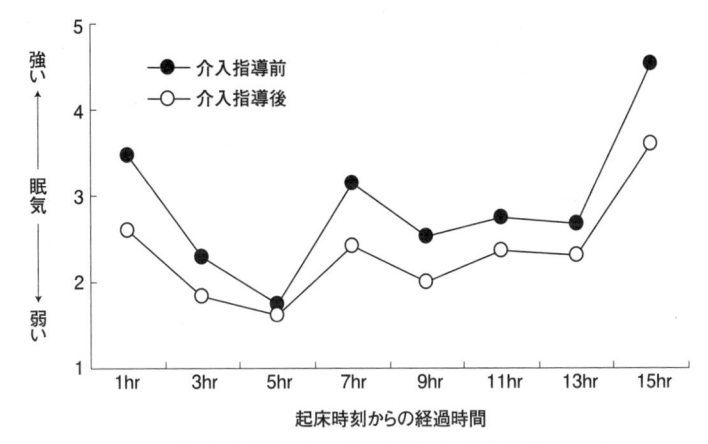

図4 不眠高齢者を対象とした睡眠改善介入の日中の眠気の改善効果のスタンフォード眠気尺度（SSS）を用いた評価例

　起床1時間後から2時間ごとに記入させ、起床15時間後までの眠気を評価した例である。睡眠改善介入により日中の眠気も低下していることが観察できる。スタンフォード眠気尺度を翻訳し、日本人に合わせ標準化した関西学院眠気尺度（Kwanseigakuin sleepiness scale, KSS）は、22項目からなる多項目方式の眠気尺度であり、微妙な眠気の変化を測定する必要のある場合に有用であるが、記入にやや時間を要する。最近、トラック運転手や交代制勤務従事者などの勤務中の心理的眠気を測定する目的で開発されたカロリンスカ眠気尺度（Karolinska sleepiness scale, KSS）も日本語化され、日本人で生理的眠気との整合性が確認されている。「非常にはっきり目覚めている」から「とても眠い（眠気と戦っている）」までを9段階に分類したもので、産業保健などの現場で使いやすい仕様となっている。

　睡眠臨床で多用されているエプワース眠気尺度（Epworth sleepiness scale, ESS）は、閉塞型睡眠時無呼吸症候群の日中の過度の眠気をスクリーニングするために開発された尺度である。一方向単極4件法8項目から構成され、日常生活に則した具体的な状況をイメージして回答する形式となっている。「座って本を読んでいるとき、居眠りをすることは」、「テレビを見ているとき、居眠りをすることは」、「人の大勢いる場所でじっと座っているとき（会議や映画館など）、居眠りをすることは」、「他の人が運転する車に乗せてもらっていて、1時間くらい休憩なしでずっと乗っているとき、居眠り

をすることは」、「午後じっと横になって休んでいるとき、居眠りをすることは」、「座って人とおしゃべりをしているとき、居眠りをすることは」、「お昼ご飯のあとに静かに座っているとき、居眠りをすることは」、「自分が車を運転していて、数分間信号待ちをしているとき、居眠りをすることは」という8項目の質問に対し、「0．絶対にない、1．時々ある、2．よくある、3．だいたいいつもある」から1つを選択する。各項目はリッカート等間隔尺度で得点化（0～3点）され、8項目の得点を単純累計し総合得点とする。内的整合性と再現性が保証されており、11点以上を過度の眠気ありと評価する場合に、感度と特異性が最も高くなるとされる。一方で、生理的眠気検査のゴールデンスタンダードとされる睡眠潜時反復検査（MSLT, Multiple Sleep Latency Test）との妥当性の検討では、かならずしも一致する結果が得られていない。

6 睡眠覚醒リズムの評価

　Horne と Ostberg の朝型・夜型質問紙（morningness/eveningness questionnaire, MEQ）に基づいて項目の修正と追加を行い、日本人の反応により標準化された生体リズムのタイプを測定する朝型・夜型尺度が作成されている。朝型・夜型尺度の検査は、生活スタイルのリズム志向を検討するのに有効で、就床時刻の過度の遅延が、クライアントが本来有する概日リズムの後退によるものかどうかを判断する上で有用である。

　　　　　　　　　　　　　　　　　　　　　　　（白川修一郎）

参考文献

土井由利子、箕輪眞澄、内山　真、大川匡子：ピッツバーグ睡眠質問票日本語版の作成．精神科治療学, 13: 755-763, 1998.

石原金由、斎藤　敬、宮田　洋：眠けの尺度とその実験的検討．心理学研究, 52: 362-365, 1982.

石原金由、宮下彰夫、犬神　牧ほか：日本語版朝型―夜型（Morningness-Eveningness）質問紙による調査結果．心理学研究, 57: 87-91, 1986.

Kaida, K., Takahashi, M., Akerstedt, T., et al.: Validation of the Karolinska sleepiness scale against performance and EEG variables. *Clinical Neurophysiology*, 117: 1547-1581, 2006.

小栗 貢、白川修一郎、阿住一雄：OSA 睡眠調査票の開発—睡眠感評定のための統計的尺度構成と標準化．精神医学, 27: 791-799, 1985.

白川修一郎、鍛冶恵、高瀬美紀：中年期の生活・睡眠習慣と睡眠健康．平成 7 年度～平成 9 年度文部省科学研究費補助金（基盤研究(A)）「睡眠習慣の実態調査と睡眠問題の発達的検討（主任研究者　堀忠雄）」研究報告書．pp.58-68, 1998.

内山 真、太田克也、大川匡子：睡眠および睡眠障害の評価尺度．臨床精神医学講座13 睡眠障害（太田龍朗、大川匡子編），中山書店，東京，pp.489-498, 1999.

山本由華吏、田中秀樹、高瀬美紀、山崎勝男、阿住一雄、白川修一郎：中高年・高齢者を対象としたOSA睡眠感調査票（MA版）の開発と標準化．脳と精神の医学, 10: 401-409, 1999.

山本由華吏、田中秀樹、山崎勝男、白川修一郎：入眠感調査票の開発と入眠影響要因の解析．心理学研究, 74(2): 140-147, 2003.

第9章
睡眠相談技術

・この章のポイント

　睡眠は日常的な現象であり、生理的・心理的な影響を受けやすく、生活習慣によって大きく左右される。クライアントがより良い睡眠をとれるように、睡眠に関する科学的知識と評価技術を基盤として睡眠相談を行うことが大切である。クライアントが普段どのような睡眠生活習慣を送っているかを把握した上で問題点を整理し、実行可能な解決法をクライアントとともに探りながら実践的方策を提示する。

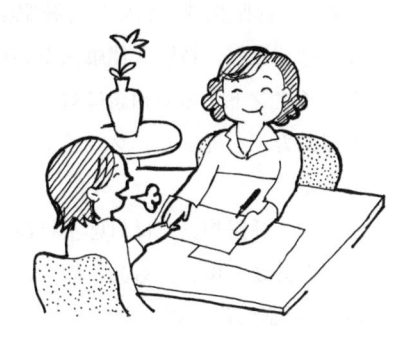

1　睡眠相談における注意事項

近年、睡眠や眠気に関してテレビ番組や雑誌、ウェブサイトなどで特集が組まれ、様々な情報や雑学があふれている。眠りの重要性が認識され、日常生活で睡眠学の知識が必要とされていること、逆に言えば、満足な眠りをなかなか得られない現代人の状況を示している。しかしながら、睡眠学の知見に照らし合わせると、的はずれな情報や基本的な考え方に問題があるものも多い。

睡眠は生命維持に重要な機能であるので、自分の意思で自由にコントロールすることはできない。生体時計や睡眠中枢のメカニズムに従って、睡眠の質や量、タイミングが決定されている。したがって人間は、不十分な睡眠で活動し続けることは不可能であるし、反対に、無理に眠ろうとしても眠れるわけではない。こうした点に誤解を持っている方や、眠りに対して極端に期待を持っている方も少なくない。したがってクライアントが睡眠相談の目的を睡眠のメカニズムを無視した問題解決に設定している場合、不合理な考え方を修正していくことも必要になる。

睡眠相談は、科学性に裏打ちされた実践の場であることが大切である。臨床実践は実証に基づく科学によって支えられていなければならないという考え方は、医学分野で先行するものであるが（Evidence Based Medicine: EBM）、睡眠相談においても睡眠学の知見を基盤とする必要がある。そのように考えると、特別な健康法や非現実的な睡眠法はないことが理解できる。クライアントからの相談に対して、正しい知識や睡眠改善のための科学的な実践的方策を提示し、クライアントに理解できるように説明することが重要である。

なお、睡眠相談では対応不可能な場合（医師の診察や検査、薬などによる治療が必要な場合）もあるので、そのような場合は適切な医療機関を紹介する。「睡眠医療・認定委員会の認定による認定医、歯科医、検査技師ならびに医療機関の一覧」は、日本睡眠学会のホームページに掲載されている（http://jssr.jp/）。

2　睡眠相談のスキル

　クライアントが求めていることは何であろうか。それに対して何をすればよいのだろうか。睡眠相談において必要なことは、睡眠に関する科学的知識と評価技術を基盤として、(1)クライアントの話を傾聴して愁訴を受け止めること、(2)クライアントが普段どのような睡眠生活習慣を送っているかを把握すること、(3)問題点を整理して、実行可能な解決法をクライアントとともに探りながら実践的方策を提示することである。

クライアントの愁訴を傾聴・受容する
実行可能な解決法をクライアントとともに探る
（協同作業）

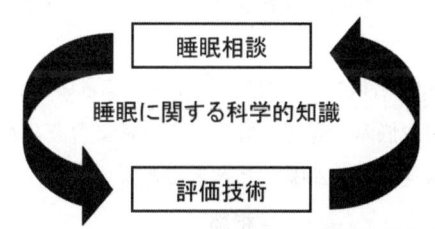

睡眠相談
睡眠に関する科学的知識
評価技術

クライアントの愁訴・睡眠生活
習慣を把握する
問題点の整理
解決するための方策をたてる

図1　睡眠相談の流れ
睡眠相談では、クライアントの愁訴を傾聴し、評価技術をもとに愁訴・睡眠生活習慣を把握し問題点を整理する。そして、睡眠に関する科学的知識を基盤として、実行可能な解決法をクライアントとともに探り、解決するための方策をたてる。

　クライアントの愁訴を受け止めるために、クライアントが睡眠に関してどのような問題を持っており、困っているのかをよく聴くことが重要である。きめ細かく注意しながら話を聴き、クライアントの愁訴や感情を正確に表現し、共感的に話をすることが大切である。クライアントに対するあたたかさ、共感、思いやり、誠実さ、配慮、力量といった事柄は、睡眠相談において基礎的要件となる。クライアントは日頃、家族や周囲の人に愁訴を訴えたり相談したりしていることもあろう。しかしながら、心配をしてもらえこそすれ、適切な助言を受けられず困っている方が多い。あるいは、周りの理解を得られず、「誰も自分の苦しみをわかってくれない」という不信感を持っている

方もいる。専門家としてクライアントの愁訴をよく聴くことが睡眠相談の第一歩である。ラポール（信頼関係）を築くことで、その後の睡眠相談がスムーズに進んでいくからである。眠れない、あるいは眠いといった主観は、もしかしたら間違っている（実際にはそうではない）かもしれない。「眠れない」と愚痴をこぼしているが実際にはよく眠っており、ベッドパートナーや家族に相手にされないで、さらに不平不満が募るという状況もしばしば遭遇する。客観的にはよく眠れているのに、主観的には眠れないと感ずる睡眠状態誤認の場合も実際には少なくないが、まずはクライアントの主観を大切にすべきである。眠りたいのに眠れないという状況は本人にとって苦痛なことである。クライアントが「眠れない」と苦しんでいるのであるなら、その苦しみを受け止めて「眠れないという状況はお辛いですよね」という言葉をかけることが大切である。

クライアントとの関係性については、相談−指導という上下関係ではなく、クライアントの問題や悩み、課題に対して、一緒に力を合わせて取り組んでいく問題解決チーム［伊藤, 2005］と考えるとよいだろう。

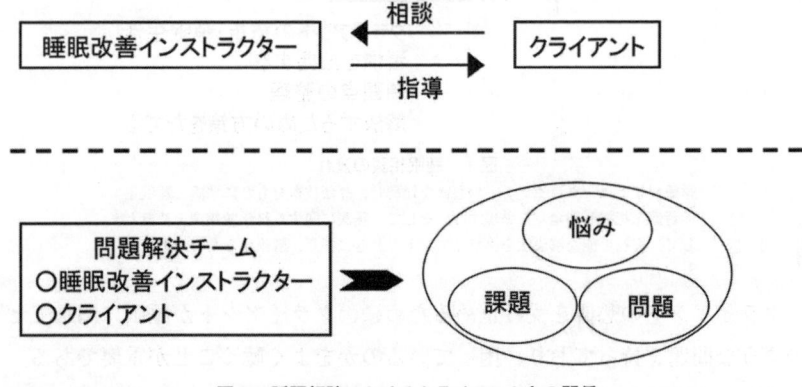

図2　睡眠相談におけるクライアントとの関係
睡眠改善インストラクターとクライアントとの関係性を図示した。
睡眠相談では、クライアントが睡眠改善インストラクターに対し相談をし、それに対して指導するという関係性（上図）というよりはむしろ、クライアントの問題や課題、悩みに対して、問題解決チームを作成し協同して解決にあたるという関係性（下図）である。

また、睡眠相談では過去のことや将来のことを話し合うのではなくて、クライアントが今、現実に抱えている問題や悩んでいる具体的な状況に焦点をあてて、その解決を目指す。例えば「私が不眠なのは、小さい頃経験したつ

らい過去が影響しているのかもしれない」といったことには対処が困難であるし、将来の大きな目標に対応することもやはり難しい。今現在、クライアントが有している問題状況をより現実的な視点から検討し直し、問題の軽減を目指すという方針がはっきりしていると睡眠相談がスムーズにいく。

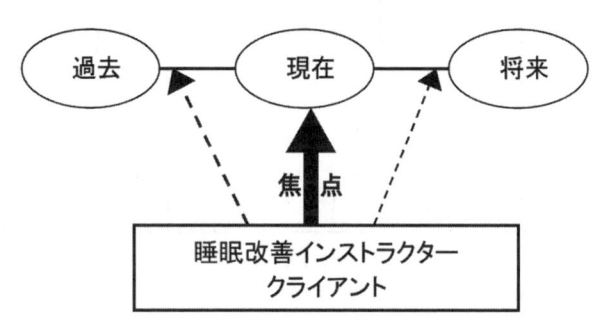

図3　睡眠相談で対象とする事項
睡眠相談では、過去や将来に焦点を当てるのではなく、今、ここでの問題 (here-and-now problems) に焦点を当て、その解決を目指す（問題解決志向）。

3　睡眠健康維持のチェックポイント

　クライアントの愁訴、どのような点で困っているかを整理できたら、次はクライアントが普段どのような睡眠生活習慣を送っているかを把握する。クライアント自身、実際にどのような睡眠パターン（睡眠覚醒リズム）で生活しているのか、把握できていない場合があるので、睡眠日誌を利用するとよい。

　睡眠日誌は、10～30日間程度、毎日つけるよう依頼する。あまり細かく厳密に記入しようとすると、かえって眠れなくなってしまう場合があるので、だいたいでよいので経過を観察するつもりで記入するよう指導する。布団にいた時間帯を矢印で示し、実際に眠っていたと思われるところを黒塗りで記入していく。日中の眠気を含めて、うとうとしていたところは斜線で記入する。また、10日間で特に変わったことがあった場合にはメモをし、気分についても「かなり良い」～「かなり悪い」で自己評価してもらう。睡眠日誌から、ベッドに入った時刻（就床時刻）、実際に眠った時刻（入眠時刻）、目が覚めた時刻（覚醒時刻）、ベッドから出た時刻（起床時刻）、夜中に目が覚め

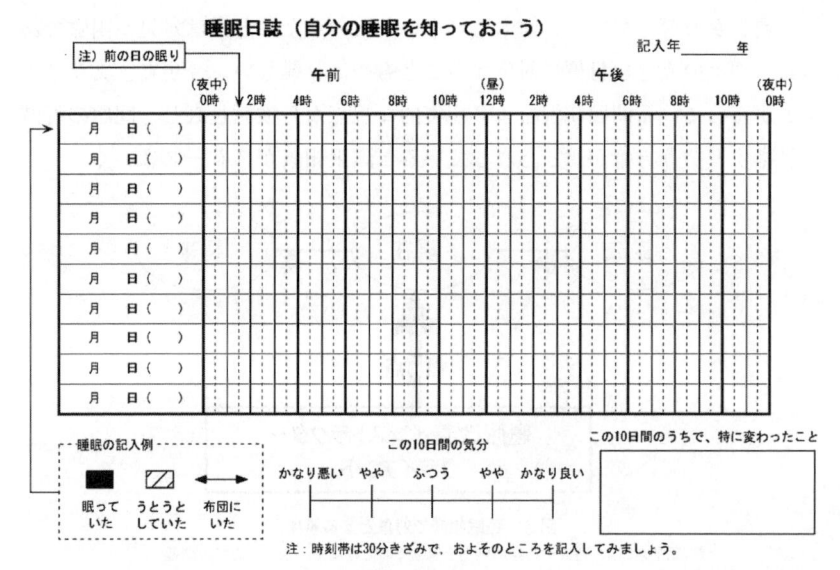

図4　睡眠日誌

睡眠日誌をつけることで、実際にどのような睡眠パターンで生活しているのか把握することができる。記入例にしたがって、10～30日間程度毎日記載する。

た回数（夜間中途覚醒）、日中眠気のあった時間帯などを把握することができる。記載された睡眠日誌をもとに、睡眠習慣だけでなく食事や運動習慣などを尋ね、1日の体調や気分を聞いてみる。いつ頃から睡眠に問題が出てきたのか、眠るまでにどのくらいの時間がかかるか、眠るときの気持ち、起きたときの気持ち、日中に眠くなることはないか、身体に何か症状は出ていないかなどを確認する。睡眠日誌をつけることで、睡眠に関する問題点や睡眠パターン（睡眠覚醒リズム）の現状を把握することができ、睡眠生活習慣を見直す際に有用な情報を得ることができる。

　睡眠日誌で睡眠のパターンを把握するとともに、睡眠健康維持に重要な項目がどのくらい実行されているかをチェックする。睡眠の健康を維持するためには、一日の生活習慣に気をつける必要がある。起きてから眠るまで、眠ってから起きるまでの一日の習慣であるためポイントを絞るのが難しく感じられるが、睡眠相談ではより良い睡眠をとるためにポイントとなる習慣に焦点を絞ってチェックするとよい。図5は、財団法人神経研究所附属代々木睡眠クリニックで実際に使われているチェック表である。あまり短い期間（1

週間程度）でも生活の習慣性を把握しづらいが、長すぎても（1ヶ月以上）正確性がなくなるため、過去2週間から1か月程度の習慣について尋ねる。出張や旅行、試験など特殊な場合は考えずに、普段の生活について尋ねるが、出張や夜勤が普段の生活の場合にはそうした状況を考慮に入れる。このチェック表では、項目を大きく5つの分類（規則正しい生活、昼間の活動、眠る前のリラックスと眠りへの準備、就床時刻のこだわり、眠る環境）に分けている。

```
ここ2週間を振り返り、以下の文章にだいたい当てはまっていれば○を、
当てはまらなければ×をカッコ内につけて下さい。

規則正しい生活に関して
  1(  ) 朝だいたい決まった時間に起きる。1時間以上変動しない。
  2(  ) 休日も起きる時間は平日とあまり変えないようにしている。2時間以上変動しない。
  3(  ) 規則正しく3度の食事をとる。

昼間の活動に関して
  1(  ) 朝、明るい光を浴びる。
         窓際の明るい日差しであれば30分、窓から1m離れたところの明るさであれば1時間程度。
  2(  ) 日中はできるだけ人と接触し、いきいきと過ごす。
  3(  ) 夕方30分程度の少し汗ばむくらいの運動やウォーキングをする。
  4(  ) 夕食後にうたた寝、居眠りをしない。
  5(  ) 午後3時以降に、昼寝やうたた寝をしない。

眠る前のリラックス、眠りへの準備に関して
  1(  ) 夕食は就床3時間前までに済ませておく。
  2(  ) 就床3時間前以降にカフェイン（お茶、コーヒーなど）を摂取しない。
  3(  ) 就床1時間前以降に喫煙しない。
  4(  ) 睡眠薬代わりに飲酒しない。
  5(  ) 就床間近に激しい運動、心身を興奮させることをしない。
  6(  ) 就床間近に熱いお風呂に入らない。
  7(  ) 眠る前1時間はリラックスして過ごす（音楽鑑賞、読書、ストレッチなど）。

就床時刻のこだわりに関して
  1(  ) 眠たくなってから床に就く。
  2(  ) 眠れなければいったん床から出たり、眠る部屋を変える。
  3(  ) あまり眠ろうと意気込みすぎない。

眠る環境に関して
  1(  ) 静かで暗く、適度な室温・湿度で、ホコリの少ない寝室環境を維持する。
  2(  ) ベッド（寝床）は狭すぎない。
  3(  ) 自分にあった寝具、枕を使う。
  4(  ) 寝室を別の用途（仕事、食事など）で利用しない。
```

図5　睡眠健康維持に重要な項目のチェック表（財団法人神経研究所附属代々木睡眠クリニック）

4　睡眠生活習慣のチェック技法

(1) 睡眠維持に重要な項目のチェック内容

　睡眠健康維持に重要な項目（図5）をチェックすることで、現在の睡眠生活習慣を見直し、正しい睡眠知識を身につけることが可能になる。

①　規則正しい生活に関して

　規則正しい生活は全ての基本である。睡眠は生体リズムの影響を受けやすく、たとえリズム障害でなくても睡眠に問題を抱えている場合では生活リズムの乱れが疑われることがある。平日、休日にかかわらず一定の生活習慣を守るように心がけることが大切である。

　食事も生体リズムの維持には重要である。決まった時間に3度食事を取ることが望ましい。特に、内蔵にある体内時計を動かすために朝食をとるように心がける。朝食を食べると消化器官が動き出し、1日の始まりを体に合図する。また、朝食には昼間の活動を支える栄養分をとるという大切な役割もある。生体時計のリズムを積極的に整えていくことが、より良い睡眠につながる。朝は食欲がない、あるいは朝は食事をしている時間がないという場合にも、ヨーグルトや手軽にとれる食品を用意しておくなど、少しでも何か食べられるようにアドバイスするとよい。

②　昼間の活動に関して

　1日は24時間であるが、人間の生体時計の周期は24時間から少しずれており1時間ほど長くなっている。地球の時刻とのずれを修正するために強い効果をもっているものは光である。生体時計での「朝」の時間帯に光を浴びると、リズムの位相は前に動く。つまり人間の身体は光を浴びると体内時計がリセットされ、身体と環境のバランスを保つことが可能になる。しかし光の入らない部屋で1日中過ごすと生体リズムは乱れてしまう。できるだけ朝は光を浴び、日中も活動的に過ごすことが望ましい。

　また、適度な運動は入眠を助け、睡眠を深くすることが知られている。運動は緊張をやわらげる効果もあるので、あまり時間のないときでもストレッチなどを行うとよい。日中はなるべく体を動かし、昼と夜のメリハリをつけるようにする。昼寝やうた寝は眠気が強い時には必要であるが、長時間の睡眠や午後3時以降の昼寝は体のリズムを乱す原因となり、夜の寝つきを悪

くするので控えるようにする。

③　眠る前のリラックス、眠りへの準備に関して

　夜の時間帯は部屋の照度を少し落とし気味にするとよい。夜、明るい場所にいると生体時計が「まだ昼が続いている」と勘違いしリズムを遅らせる。また、強い光には覚醒作用があるので、夜は照明を暗めにしてゆったりリラックスして過ごす。パソコンや携帯電話の画面にも注意が必要である。

　入眠時に胃腸が活発に動いていると睡眠が妨げられることがあるので、夕食後は十分な時間がとれるようにする。カフェイン含有飲料、タバコ、酒などの嗜好品は、いずれも眠りを妨げる方向に作用する。カフェインが覚醒作用を有することはよく知られているが、コーヒー、紅茶、緑茶、烏龍茶などのお茶類、市販のドリンク剤などにも含まれている。夕方以後は、カフェインを含まない麦茶、そば茶、ハーブティーなどにするとよい。タバコは吸入直後にはリラックス作用があるが、その後、覚醒作用が数時間持続する。寝る前の1本は、良い習慣とは言えない。飲酒は一時的に入眠を促進するが、その後の利尿作用などから夜間後半の睡眠を障害する。また、眠ることを目的とした飲酒が習慣化すると、アルコール耐性が上がるために飲酒量が増えるという危険もある。特に睡眠薬を使用している人が飲酒すると副作用が出ることがあるので、絶対に一緒に飲まないように注意する。

　入浴は、リラックスやリフレッシュ効果があるが、寝る直前に熱いお風呂に入ると、体がほてり寝つきにくくなる。寝る1〜2時間前に少しぬるめのお風呂に入るか、熱いお風呂がよければより早い時間に入るとよい。また、就床直前は激しい運動や過度に頭を使うことはせず、リラックスして過ごせる環境を整える。

④　就床時刻のこだわりに関して

　眠りを誘うとされる音楽を聴く、リラックス作用のあるアロマをたくなど、寝つきをよくするために毎日寝る前に決まって行うことを"入眠儀式"という。一種の習慣づけであるが、それをすることでスムーズに入眠できるようになる場合もある。しかし、眠りに問題があり「今日は眠れるだろうか」と気にしている人には逆効果になるおそれがある。「これで眠れた」「これをするとよい」などと聞くと、眠りに対するこだわりが助長されたり、期待やプレッシャー、緊張感が高まったりして逆に眠れなくなってしまうからである。

このようなクライアントには、睡眠のことを気にしすぎないこと、寝る前にするといいことなどを考え過ぎないように誘導する。

不眠を経験した身体は、寝床＝眠る場所ではなく、寝床＝眠れない場所という感覚が残っている可能性がある。すると、眠りを意識しない昼間や、いつもの寝床ではない場所では簡単に眠ることができるのに、いつもの寝床に入るとかえって目がさえてしまうという皮肉な結果になる。就寝時刻が近づくとイライラしたり、不安になったりするのも同様の理由が考えられる。また普段、寝床で本を読むなど、眠りとは関係がないことをしている場合にも、寝床＝眠る場所ではなく、寝床＝活動場所という誤った感覚が身についてしまっているため、入眠が妨げられる可能性がある。

したがって、寝床は寝るだけのところと考え、あれこれ睡眠のことを気にし過ぎずに、眠くなってきたら寝床に入ればよいと考えてもらう。そうすることで、寝床＝眠る場所という思考パターンになり、スムーズに眠りに入りやすくなる。

⑤ 眠る環境に関して

睡眠はとても繊細なので様々な要因の影響を受ける。寝室環境が整っていない場合は快適な睡眠を得ることはできない。自分がリラックスできる、心地よいと感じる環境に整えることが大事である。

(2) 睡眠日誌のチェック内容

ここでは、実際に記載された睡眠日誌や睡眠健康維持に重要な項目のチェック表を見ながら、どのような点に着目して問題を解決していくのか検討したい。

まず図6の例について、このクライアントはどのようなことに困り睡眠相談を訪れたのであろうか。また、この方の睡眠にはどのような問題があり、どのようにすれば良い睡眠を得ることができるであろうか。

このクライアントの場合は、(1)入眠困難、(2)夜間中途覚醒、(3)早朝覚醒が問題であると思われる。夜10時頃にはベッドに入るけれども、なかなか寝つくことができずベッドの中でうとうとしているようである。1時間、ひどいときには2時間、3時間寝つけずにベッドで過ごし、寝ついた後も途中で目が覚めている様子が睡眠日誌より見てとれる。また、朝も早く目が覚めてし

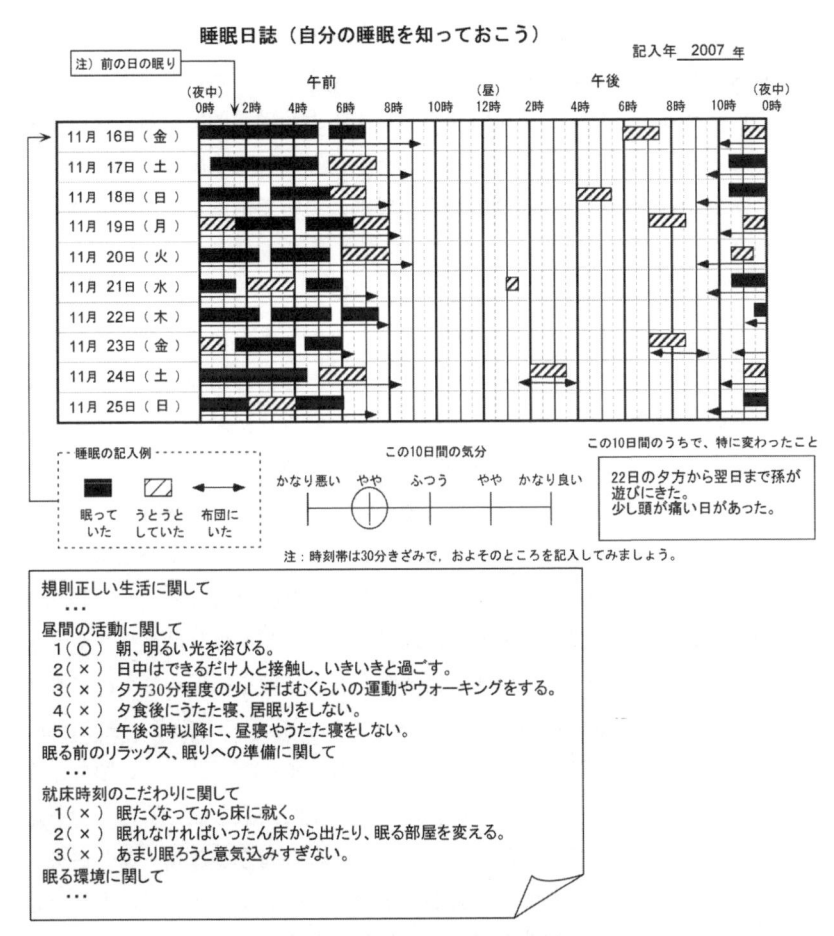

睡眠日誌（自分の睡眠を知っておこう）

記入年 2007 年

注）前の日の眠り

睡眠の記入例
■ 眠っていた ／／ うとうとしていた ←→ 布団にいた

この10日間の気分：かなり悪い やや ふつう やや かなり良い

この10日間のうちで、特に変わったこと
22日の夕方から翌日まで孫が遊びにきた。
少し頭が痛い日があった。

注：時刻帯は30分きざみで、およそのところを記入してみましょう。

規則正しい生活に関して
　…
昼間の活動に関して
　1（○）朝、明るい光を浴びる。
　2（×）日中はできるだけ人と接触し、いきいきと過ごす。
　3（×）夕方30分程度の少し汗ばむくらいの運動やウォーキングをする。
　4（×）夕食後にうたた寝、居眠りをしない。
　5（×）午後3時以降に、昼寝やうたた寝をしない。
眠る前のリラックス、眠りへの準備に関して
　…
就床時刻のこだわりに関して
　1（×）眠たくなってから床に就く。
　2（×）眠れなければいったん床から出たり、眠る部屋を変える。
　3（×）あまり眠ろうと意気込みすぎない。
眠る環境に関して
　…

図6　睡眠日誌に記載された例(1)

実際に記載された睡眠日誌を上図に示した。60歳女性のものである。また、睡眠健康維持に重要な項目をチェックしたところ、下図のような結果が得られた。

まうがなかなか起きあがらずにベッドの中で過ごしている。睡眠健康維持に重要な項目（図5）をチェックしてみると、特に"昼間の活動"、"就床時刻のこだわり"に関する項目に×が多かった。

眠くないのに寝床に入るとなかなか寝つけず、眠れないことで焦ってしまい余計に眠れなくなる。また、目が覚めているのに布団の中で過ごしていると、「寝床は眠れずに苦しむ場所」という誤った認識（習慣）ができてしまう。寝床にいる時間が長いことで、熟眠感が減り、密度の薄い睡眠につなが

ってしまう。「ぐっすり眠れない」「よく眠れない」と訴える方には、寝床にいる時間を短くすることをおすすめする。眠くなるまで床につかず、朝も少し早めに起きるようにし、睡眠時間を短くする方が効果的である。夜中途中で起きたときも同様である。すぐ寝つけそうならそのまま床にいてよいが、なかなか寝つけない場合は一度床から出て別の場所で眠気がくるまで過ごした方がよい。また寝つけないのではないかという不安にさいなまれるより、いったん床から出て気分を変えた方がよい。

　また、夜よく眠れないので昼間もうとうとしてしまったり、遅い時間帯に居眠りをしてしまうなど日中の活動性に問題がある場合が多い。昼寝は午後3時くらいまでに切り上げることを指導する。できればお昼くらいに30分仮眠をとっておくと、その後の眠気が防げるのでよい。

　さらに、睡眠時間が少ないと翌日に差し障りが出るとか、8時間寝ないとだめだ、というように考える方も少なくないので、こういった不適切な信念を取り除き、できなかったことよりできたことに意識を持っていく。睡眠構造や睡眠時間は年齢の影響が大きく、加齢とともに深い睡眠は減少する。また米国睡眠財団の報告では、覚醒時に清明な意識状態を確保するために必要な睡眠時間は、学童期で10～11時間、ティーンエイジャーで8.5～9.25時間、高齢者を含む成人では7～9時間とされている。年をとると、若い頃のように「長く、深く」眠ることは難しい、という科学的知識を伝えることで不適切な信念を徐々に変えていくことができる。睡眠時間をなるべくコンパクトに短くするくらいの気持ちでいる方が、床の上にいる時間と実際に眠れた時間が近づいていって、気持ちが楽になり眠れるようになる。また「睡眠時間が少ないと翌日に差し障りが出る」「8時間寝ないとだめだ」と強いこだわりを持っていると、寝床に入る際にたくさん眠ろうと意気込んでしまう。もし理想とする睡眠時間を取得することができなければ「十分に眠れなかった」「全く眠れなかった」と考え、気分が落ち込むことにもなる。しかし、現実ではそれほど長い時間の睡眠をとらなくても、日中の活動をこなすことができる。むしろこのようなこだわりを持つことによって、寝つきが悪くなったり自分の苦しみを増やしてしまう。翌日調子が悪いのは、睡眠時間が少ないことだけが原因とは限らない、眠れないことばかり考えても仕方ないし眠れなくても何とかなるかもしれない、など、合理的に考えることで気が楽にな

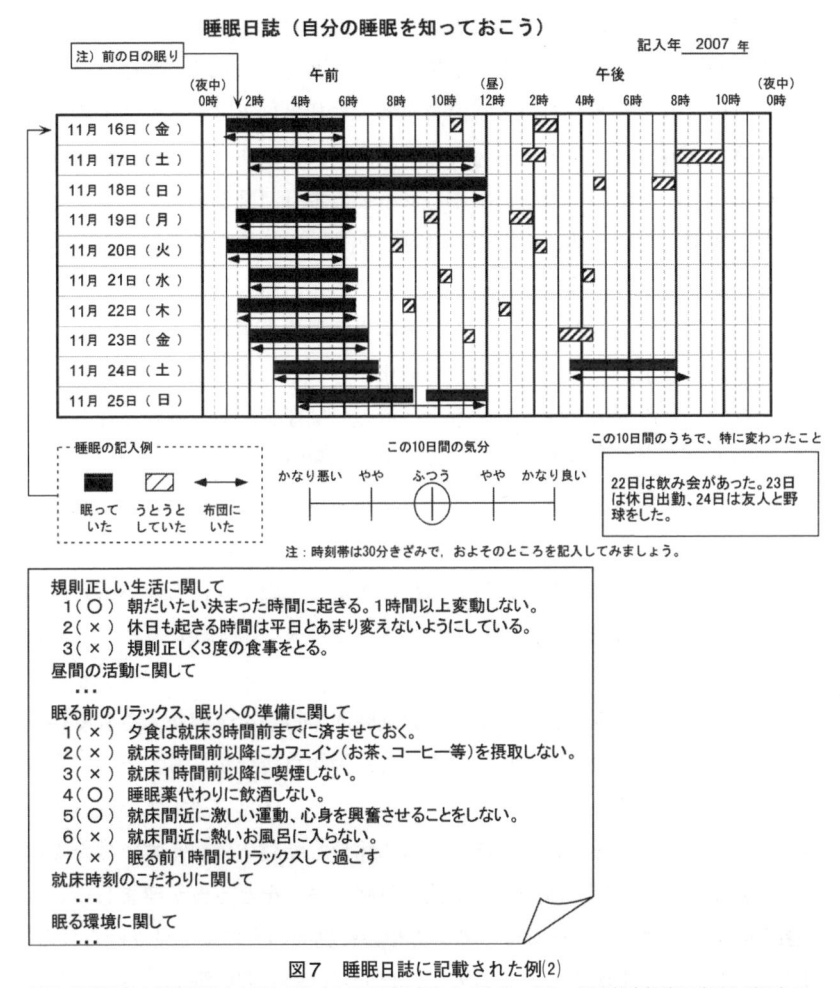

睡眠日誌（自分の睡眠を知っておこう）

記入年 2007 年

(表・図は省略)

図7　睡眠日誌に記載された例(2)

実際に記載された睡眠日誌を上図に示した。35歳男性のものである。また、睡眠健康維持に重要な項目をチェックしたところ、下図のような結果が得られた。

って眠れるようになる場合も多い。

図7の例はどうだろうか。図6の例とは違い、中途覚醒もなく、睡眠時間もコンパクトであるが、問題はないだろうか。睡眠日誌から読み取れる問題点としては、(1)平日の睡眠時間が短い、(2)日中の過剰な眠気、(3)休日の夜ふかし朝寝坊などがあげられる。平日の就床時刻は深夜1時過ぎ、起床時刻は6〜7時頃で、平均睡眠時間は6時間をきっている。望ましい睡眠時間は人

によって異なるが、日中に過度の眠気を感じたりパフォーマンスが低下しているような場合には、夜の睡眠が不足していると考えられる。睡眠日誌を見ると、日中にうとうとしている時間帯が多く、仕事に支障をきたしていることが推測できる。また、平日と休日の睡眠時間に差があり、睡眠負債が蓄積していることがわかる。睡眠健康維持に重要な項目（図5）をチェックしてみると、規則正しい生活、眠る前のリラックス、眠りへの準備に×が多かった。したがって平日の睡眠時間を確保するために、帰宅後なるべく早く就床できるよう食事や入浴のタイミング、睡眠生活習慣を指導する。

　就床直前に食事をとると、睡眠中に消化が行われることになり、睡眠に悪影響を及ぼす。帰宅後の深夜に食事をとるのではなく、あまり遅くなりすぎない時間帯に夕食をとる方がよい。残業中に休憩時間があるならば、その時間を利用して夕食を済ませ、帰宅後空腹感がある場合には胃腸にもたれないものを少し口にするにとどめる。就床前のカフェイン摂取、喫煙、アルコール摂取にも留意する。就床前に熱い風呂に入ると入眠が妨げられ睡眠が浅くなるので、深夜に帰宅後入浴する場合にはシャワーで済ませたり、少しぬるめの湯にする。

　仕事のスケジュールによって平日の睡眠時間の短縮を余儀なくされている場合には、平日の睡眠時間を長くすることが困難な場合がある。その場合には、休日に睡眠を確保させる必要がある。ただし、休日に遅くまで眠っていると、生体リズムに悪影響を及ぼすため、休日も朝寝坊は控えていったん起床し、太陽の光を浴びて活動をした後、仮眠や昼寝をとる方が望ましい。

　図7のような睡眠パターンは、若い方や会社勤めの方に多く見受けられる。周りも同じような生活をしているのに、自分だけが昼間に眠気を感じてしまうのは気合いが足りないのか、あるいは何かの病気なのかと相談に来られる。しかし単に睡眠不足のことも少なくない。きちんと睡眠をとることをアドバイスし、睡眠日誌を続けて記入してもらい、睡眠時間を確保した場合に日中の眠気がどう変化するか、自身で確認してもらう。「睡眠時間を十分に規則正しくとっていれば、日中も快適に過ごせる」と自分自身で認識、納得してもらうことで、良好な睡眠生活習慣を続けていくことが可能になる。

5 睡眠改善のための生活評価技法

　生体リズムをうまく維持し快適な睡眠を得るためには、毎日の積み重ねが大切である。睡眠健康維持に重要な項目を理解できたとしても、生活の中に取り入れて習慣化できなければ効果は期待できない。そこで、睡眠生活習慣を簡便に自己管理できるよう"生活の中での睡眠改善の工夫（図8）"を宿題として取り入れてみるのもひとつの方法である。4～8週間にわたり、起床時刻や食事時間の規則性、夕方の軽運動、昼間の活動性や短時間の昼寝、起床後および日中の光受容など、睡眠健康向上に貢献する7項目の生活習慣を毎日夕食後にチェックするという方法である。A4用紙1枚に1週間の記録ができるようになっており、○の数の合計を1週間単位で本人が記載する。7項目中5項目について週3回以上できることを目指して、できるものから実行するよう指導する。○をつけることで、できた項目に着目するとともに、できなかった項目は何かを把握し睡眠を改善しようという意欲がわいてくる。

生活の中での睡眠改善のための工夫

第 1 週目

毎日、夕食後に記入してください。
まず日付を書き、各項目ができていた場合には、その欄に○をつけてください。
最後の第7日まで書き終わりましたら、各項目について○の数が3個以上であれば、週全体欄に○をつけその○の合計を一番下の欄に記入してください。それがあなたの達成度になります。

	第1日 月 日	第2日 月 日	第3日 月 日	第4日 月 日	第5日 月 日	第6日 月 日	第7日 月 日	週全体
1. 目覚めた後、太陽の光があたる場所に30分以上いましたか？	○	○	○		○	○	○	○
2. お昼頃から午後3時頃までの間に30分程度の昼寝をしましたか？		○		○	○			
3. 午後、屋外ないしは太陽の光の入る明るい場所で3時間以上過ごしましたか？	○				○	○		
4. 一日、生き生きと過ごせましたか？		○		○	○			
5. 夕方に簡単な体操や散歩など、軽く体を動かしましたか？	○					○		
6. 朝、決まった時刻（だいたい前後30分以内）に、起床しましたか？	○	○				○	○	○
7. 朝、晩の食事は決まった時刻（だいたい前後30分以内）にとりましたか？		○	○	○	○	○		○

○の数の合計を記入してみてください→
5点以上を目指すよう、できるものから実行してみましょう。　**6**

図8　生活の中での睡眠改善のための工夫（白川ら作成）

実際に行動することで睡眠が改善されていくことを認識することができ、次第に習慣化されていきチェックをつけなくても実行できるようになる。こうした簡便な方法によって、4週間程度の短期間で睡眠維持や寝つきが良好となり、睡眠健康を改善できることが明らかとなっている。

　適正な生体リズムと健康な睡眠を確保するための高齢者の生活習慣について、一目でわかるように図解されたものが図9である。睡眠健康増進に関する研究で、ほぼ良好な結果の得られている事実が1日の生活習慣の中に取り込まれている。毎日必ず全ての項目を行う必要はなく、可能なものから週3回程度行っていくよう指導することで、健康な睡眠、生活習慣を持続できる。高齢者ではなく若者や社会人の場合は、就床時刻や起床時刻は自分の生活に適した時刻でよいができるだけ規則的にすること、休みの日も就床・起床時刻が大幅にずれないようにすること（ウィークデイの睡眠不足を解消しようと朝寝坊するのではなく、朝起床して活動した後、午睡をとる方が生体リズムの観点からよいこと）、習慣的な昼寝は難しいので昼休みなどに積極的に15分程度の仮眠をとること、などがポイントとなる。

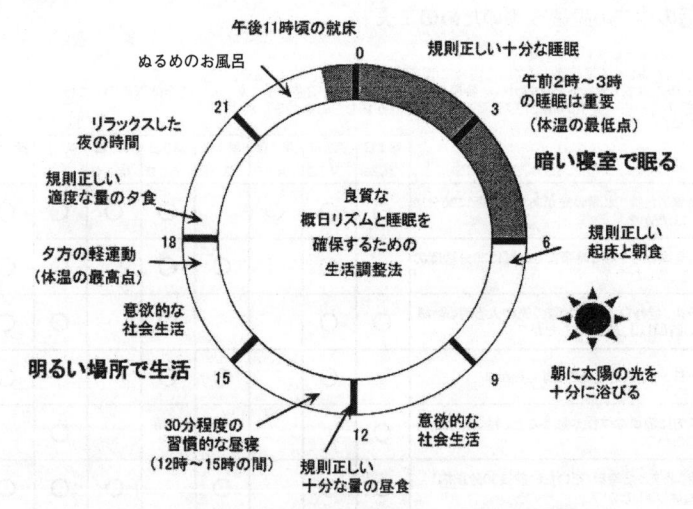

図9　適正な生体リズムと健康な睡眠を確保するための高齢者の生活習慣（白川ら作成）

　睡眠は日常的な現象であり、生理的・心理的な影響を受けやすく、生活習慣によって大きく左右される。人間にとって睡眠は、心身の休息を確保するための生物学的な機能であり、健康の保持・増進にとって欠かせないもので

ある。しかしながら、睡眠に関して誤った知識・認識を持つ者は少なくない。睡眠相談では、クライアントの愁訴を傾聴し、その背景にある問題点を探るとともに、睡眠に関する正しい科学的知識を伝えながらより良い睡眠をとれるように指導していくことが大切である。

(駒田陽子)

参考文献

井上雄一：ササッとわかる「睡眠障害」解消法，講談社，2007
伊藤絵美：認知療法・認知行動療法カウンセリング，星和書店，2005.
白川修一郎：おもしろ看護睡眠科学，メディカ出版，2000.

図版出典

図9　白川修一郎ほか：高齢者における睡眠障害と認知機能および睡眠改善技術．精神保健研究，16: p.93, 2003.

第10章
睡眠改善技術
── 地域・教育現場におけるスリープマネージメントの実践

・この章のポイント

　睡眠指導を有効に機能させるためには、睡眠に関する正しい知識教育にあわせて、実際に、睡眠に有効な生活習慣を獲得・維持させていくことが重要である。本章では、地域住民の睡眠確保に有効な生活指導法を地域保健現場での実践例や教育現場でのスリープマネージメントの実践例を交えながら紹介する。さらに、睡眠改善支援に必須とされる、(1)適正な知識の普及、(2)支援ツールの提供、(3)人材育成にも言及する。

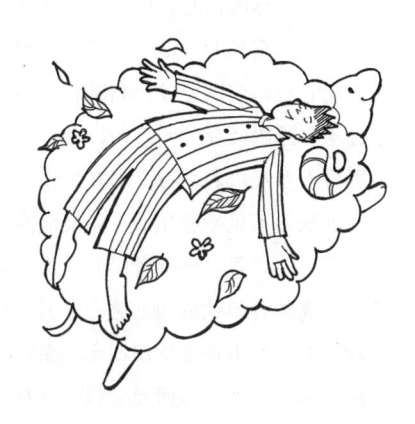

1　生活課題としての睡眠改善

　これまで、睡眠の問題は、脳・心身健康の維持・増進や能力発揮・肌健康などと関係する生活課題として捉えられることは少なかったようである。心身の健康と密接に関係する睡眠問題の予防や対処は、本人の健康、魅力発揮のみならず、関わる家族や介護者のQOLを考える上でも社会的急務といえる。

　本章では、地域住民、特に高齢者の睡眠確保に有効な生活指導法を地域保健現場での睡眠健康教室、自己調整法講習会などの実践例を交えながら紹介する。特に、加齢にともなう個人差の増大とライフスタイルの見直しの観点から、高齢者が良質な睡眠を確保するための技術を解説するとともに、睡眠改善支援に必須とされる、（1）適正な知識の普及、（2）支援ツールの提供、（3）人材育成に重点をおいて紹介する。

　さらに、子供の食習慣や運動習慣、授業中の眠気、ストレス耐性とも関連する適正な睡眠の確保を図るための具体的な生活習慣メニューや学校でのスリープマネージメントの実践例を紹介し、家庭・教育現場における睡眠健康教育の必要性についても言及する。

2　高齢者の睡眠と健康
　――加齢にともなう個人差の増大とライフスタイルの見直し

　近年、睡眠は心と体の健康と密接に関係することや、日本国民の5人に1人、特に高齢者では3人に1人が不眠で悩んでいることが報告され、高齢社会化したわが国では、高齢者の不眠対策は大きな社会問題となりつつある。近年の睡眠研究で明らかにされている睡眠の障害や不足による脳・心身への影響も多岐にわたっており、QOLを想像以上に阻害している（**図1**）。

　睡眠の不足や悪化は、免疫機能の低下や高血圧、肥満、肌健康、老化とも関係している。高齢者における睡眠の不足や障害は、意欲低下、抑うつ状態など高齢者の社会的不適応を引き起こす要因ともなっている。これまで、加齢とともに中途覚醒が増え、深い睡眠である睡眠段階3、4の減少、レム睡眠の減少が多くの研究で報告されている。高齢者においては、社会的接触や運動量の減少など、概日リズム24時間周期に調整する同調因子である光、運

動、社会的接触、食事の規則性などの入力が低下するのもリズム劣化の要因であるが、高齢者の不眠には、種々の概日リズム現象の同調の乱れ（内的脱同調）も原因の一つと考えられている。

一方、近年、睡眠と深く関与する深部体温リズムは、55歳以降、顕著に個人差が増大することが指摘されている。高齢になっても、若年者と深部体温リズムの振幅がさほど変わらない人もいるということである。

睡眠悪化は加齢の影響と平均値的に考えず、加齢とともに個人差が大きくなること、その個人差の背景には、ライフスタイルや環境の関与を認識することも重要である。また、光環境が不十分で睡眠に重要な働きをする夜間のメラトニン分泌が少ない不眠高齢者に、午前10～12時、午後14～16時の日中4時間、4週間程度2,500ルクスの光照射を行うことで、メラトニン分泌が若年者の水準まで上昇し、不眠も改善したことが報告されている。このことは、日中に

睡眠の障害や不足による脳，心，身体への影響

《脳機能への影響》　《身体の健康への影響》
　集中力の低下　　　免疫力の低下
　注意維持の困難化　循環器系機能の低下
　記憶能力の低下　　身体回復機能の低下
　学習能力の低下　　生活習慣病の増加

《心の健康への影響》《行動への影響》
　感情制御機能の低下　朝食欠食
　創造性の低下　　　　遅刻，欠席の増加
　意欲の低下　　　　　授業中の居眠り
　情緒適応性の低下　　事故・けが

ADL総合** ／ 情緒的適応度得点** ／ 主観的健康感** （%） χ²検定 **P<0.01

ADL総合: 11.3±2.2（睡眠良好群）／ 9.5±3.5（睡眠不良群）
情緒的適応度得点: 13.5±3.1（睡眠良好群）／ 10.9±2.9（睡眠不良群）
主観的健康感: 86.2（睡眠良好群）／ 42.3（睡眠不良群）

睡眠の障害や不足による地域住民の健康への影響

免疫機能低下→感染症リスク増加　　意欲低下，うつ状態→社会的不適応
身体機能に影響→生活習慣病リスク増加　生体リズム異常→認知症高齢者の夜間徘徊

睡眠は脳・心身の健康に密接関連

国民の5人に1人，高齢者の1/3が不眠

元気で生き生きとした生活を送るためには，適正な睡眠確保が重要

治療薬との併用，常用依存や副作用の問題で，睡眠薬の投薬が困難な場合も多い

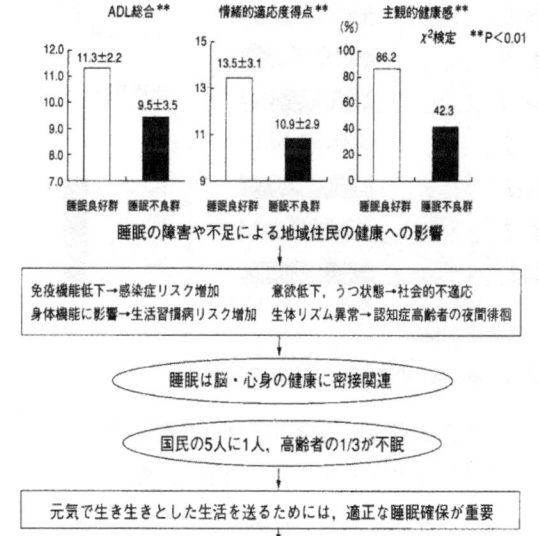

地域住民の睡眠確保には，ライフスタイル（生活習慣）の改善が重要

図1　睡眠の不足，悪化による脳，心身への影響とライフスタイルの重要性

十分な量の光を浴びることで、高齢であってもメラトニン分泌が増進する可能性を示す。加齢により機能が低下したのではなく、光不足を引き起こした生活パターンが睡眠悪化の原因と推測される。

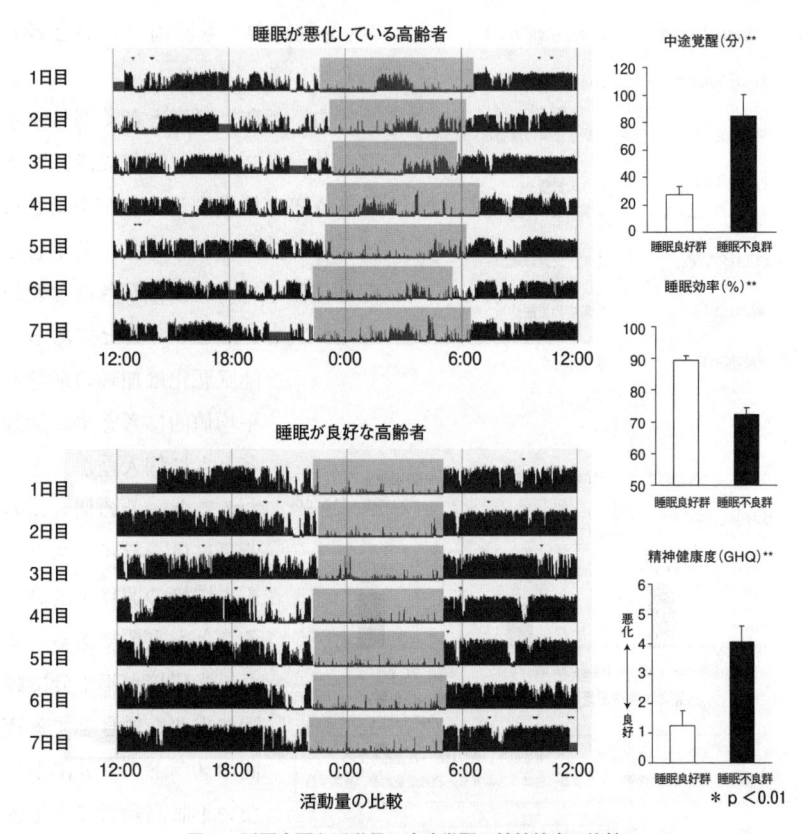

図2 睡眠良否と活動量、中途覚醒、精神健康の比較

図2は睡眠健康が悪化している高齢者と睡眠健康が良好な高齢者の1週間の昼夜活動量を、腕時計型の高精度なアクチグラフで測定し比較したものである。睡眠健康が悪化している高齢者は、夜間、寝床についている期間にほぼ毎日中途覚醒時間が2時間近くあることが観察され、愁訴の背景の重大性が示唆される。日中は、活動量が小刻みに極端な低下をしており、居眠りが多いことが読みとれる。つまり、睡眠が悪化している高齢者は、日中の居眠りも多く、活動性も低いことがわかる。一方、睡眠健康が良好な高齢者は、

日中の活動量も高く、活発に行動しており、睡眠と覚醒のメリハリがはっきりしており、精神健康も良好である。また、睡眠が良好な人ほど、協調性（情緒的適応性）、自己の生活に関する満足度や日常生活動作能力（ADL）が高いことや、病気の数も少なく、主観的健康感も高いことも最近の研究で報告されている。つまり、寝たきりにならず、ボケない、元気で生き生きとした健康生活を過ごすためには、適正な睡眠の確保が重要になる。これまで、不眠の治療には睡眠薬を用いることが一般的とされてきたが、高齢者の場合、他疾患の治療薬との併用の問題や長期投与による常用量依存、さらには記憶力の低下などの副作用の問題から、睡眠薬の投与が困難な場合も少なくない。したがって適正な睡眠の確保のためには、ライフスタイルの改善が重要な意味を持つ。

3　沖縄の元気高齢者に学ぶ

沖縄と東京の高齢者の睡眠健康やライフスタイルについて比較検討した研究では、沖縄の高齢者は睡眠健康が良好であり、また、睡眠健康の維持や増進には昼寝（特に午後1～3時の間に30分間程度）や夕方の散歩、運動（深部体温の最高期近傍）の非都市型の生活習慣が重要な役割を果たしていることが指摘されている。さらに夜間睡眠の悪化は日中の適正な覚醒維持機能の低下、とりわけ、夕方以降の居眠りが有力な原因であることも指摘されている。

4　短時間の昼寝は認知症予防にも有効

これまで昼寝は、夜間睡眠の入眠や維持を障害し、不眠を引き起こす原因と考えられ、睡眠に問題がある高齢者の生活指導においては、昼寝の禁止と日中生活の充実が強調されてきた。ところが、近年、健康で意欲的な高齢者ほど、短い昼寝を習慣的にとっていることや、30分以下の昼寝が不眠を予防することがわかり、昼寝について見直しがせまられている。また、30分以下の昼寝は認知症の発病の危険性を5分の1以下に軽減させること、一方、1時間以上の昼寝は、アルツハイマー型認知症の危険性を2倍に増加させるこ

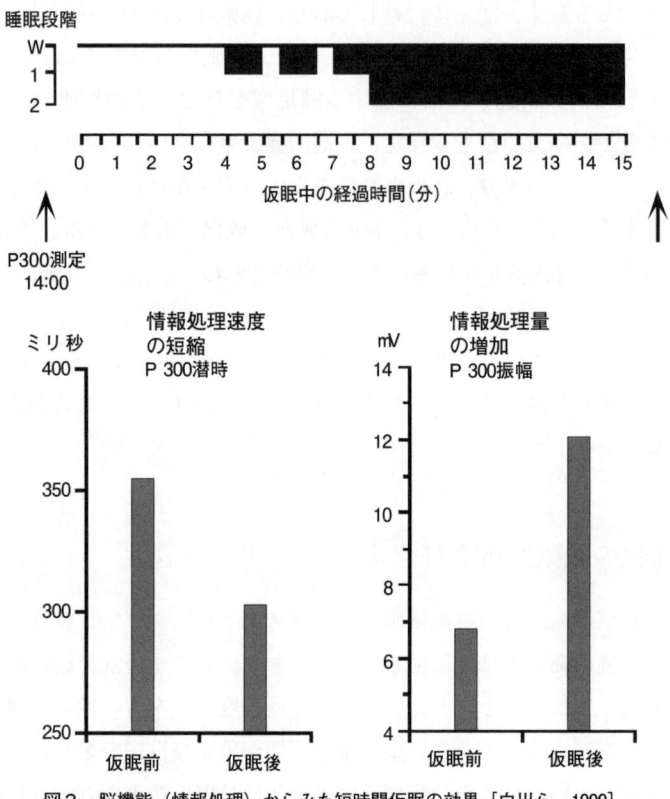

図3 脳機能（情報処理）からみた短時間仮眠の効果 ［白川ら，1999］

とが指摘されている［Asada, T. et al., *Sleep*, 2000］。つまり、習慣的な短時間の昼寝は効果的であるが、デイ・ホームや病院・施設などでよく見受けられる長すぎる昼寝は、逆効果ということになる。30分以下の昼寝が、認知症のリスクを低減する要因としては、昼寝で脳の疲労が軽減することや、睡眠が改善することによって免疫機能が上昇する可能性などが考えられている。

また、短時間の昼寝（仮眠）の脳機能回復の効果については、事象関連電位などの脳活動からの検証も行われており、情報処理速度の短縮や処理容量が改善することも指摘されている（**図3**）。仮眠の長さは、深い睡眠、段階3、4の出ない長さが重要である。55歳以下では15-20分、55歳以上では30分が望ましい。

5 短期集中型の睡眠健康教室
——短い昼寝と夕方の軽い運動の習慣づけの効果

　以上の成果を踏まえ、筆者らは、不眠で悩む高齢者を対象に、昼食後の短時間昼寝および夕方の軽運動（覚えやすく、座っても、寝てもできる軽いストレッチや腹式呼吸で習慣づきやすいもの；福寿体操）の習慣づけ指導を4週間、週3回、短期集中的に行った。測定の結果、覚醒の質が向上、夕方から就床前にかけての居眠りの減少がみられ、夜間睡眠の改善が認められた（図4、5）。

　また、日中の眠気の改善や活動にメリハリがつき、コンピュータを用いた認知課題の成績も向上した。さらに、体力測定を行った結果、柔軟性やバランス感覚、脚筋力の測定値が有意に向上し（図6）、日中の覚醒度、集中力、意欲、身体的疲労、食欲など主観的評価も有意に改善していた。

　この一連のメカニズムのポイントは、日中の適正な覚醒の維持と、夕方から就床前までの居眠りの防止である（図7）。深部体温が最も高くなる夕方の時間帯は、筋力や運動能力の概日リズムの頂点位相に相当するため、運動を行うのに効果的である。日中の覚醒度や注意力、柔軟性やバランス感覚、脚筋力まで改善したことは、転倒予防や骨折予防、さらには、寝たきり予防や介護予防にもつながるものといえる。実際に1998年より福寿体操（軽運動）の普及や全世帯への健康カレンダーの配布、高齢者の睡眠健康教育や健康増進活動に精力的に着手した沖縄県佐敷町（現在の南城市）では、毎年数千万

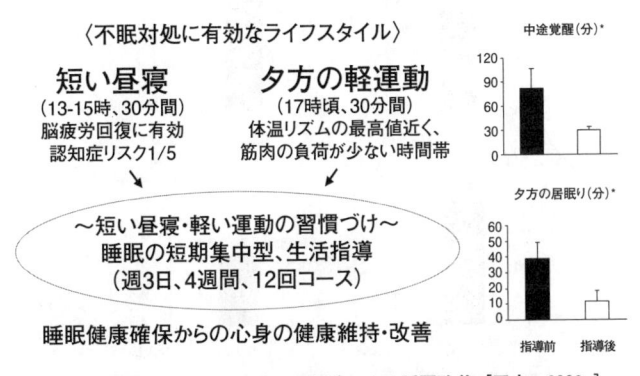

図4　短時間昼寝および夕方の軽運動による睡眠改善　[田中, 2002a]

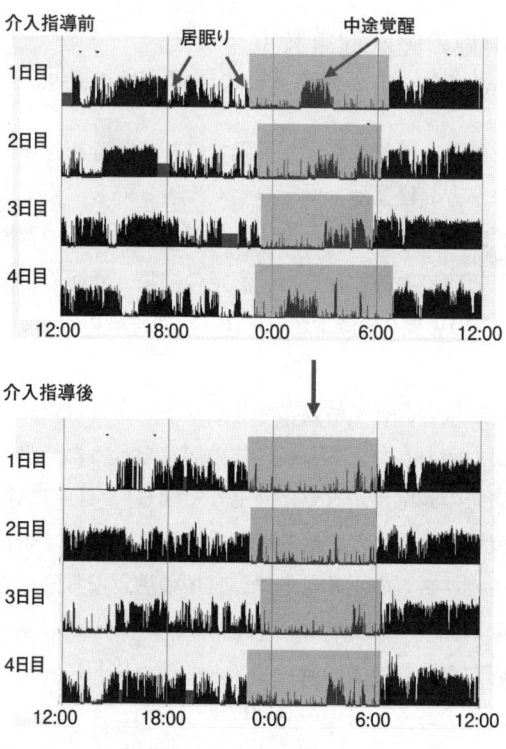

図5 介入指導による睡眠改善例 [田中ら, 2000]
(図2と同じ測定法による)

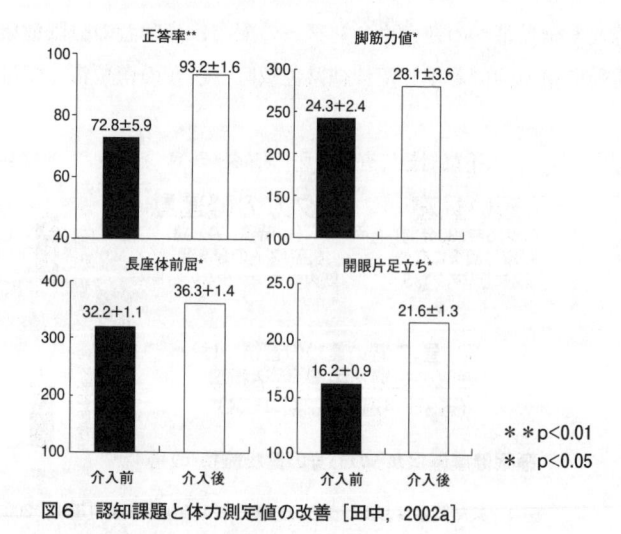

図6 認知課題と体力測定値の改善 [田中, 2002a]

** p<0.01
* p<0.05

円単位で医療費が減少し、高齢者1人あたり100万円を越えていた医療費が、4年後には約70万円に減少したとの興味深い結果が出ている（図8）。

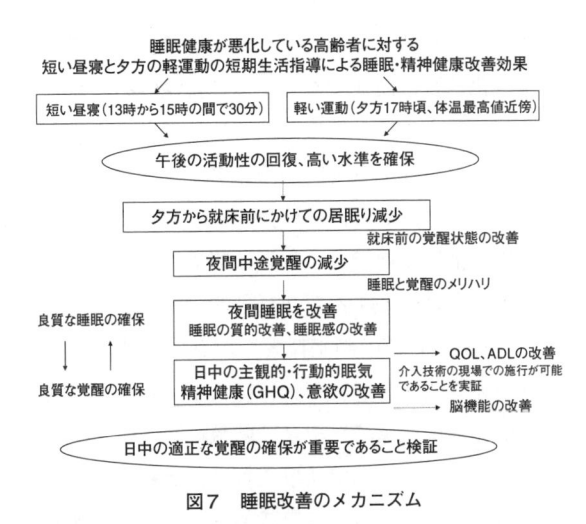

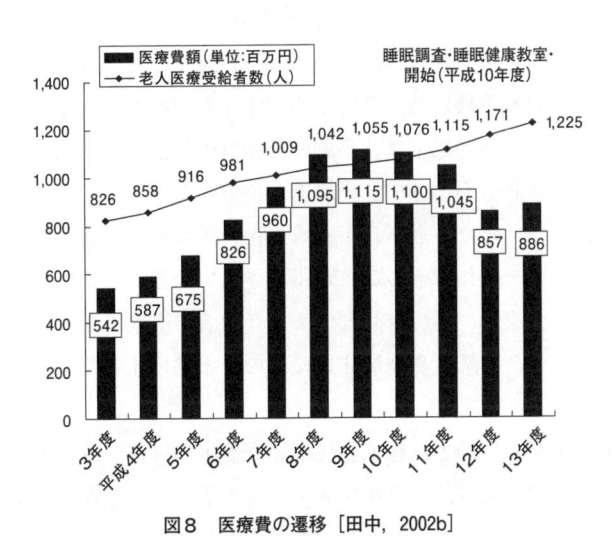

図7 睡眠改善のメカニズム

図8 医療費の遷移［田中，2002b］

6　非薬物療法の重要性
――認知・行動学的介入と自己調節法の普及

　日中の適正な覚醒の確保からの快眠法に注目した、高齢者や地域住民向けの"快眠ミニ・デイサービス"が広島県や岩手県で行われている。地域での睡眠健康指導の定着化には、簡便で有効かつ継続性のある介入システムや評価法が必須である。たとえ単発の健康講演であっても、機会をつくって睡眠に関する情報収集・アセスメントを定期的にフォローアップすることが望ましい。睡眠に関するサービスも、高齢社会の健康増進の支援策になる。

　高齢者の睡眠障害の治療場面では、睡眠に関する正しい知識や捉え方、習慣的な日常行動の是正を目的とする認知行動的介入など非薬物的アプローチ（睡眠衛生、あるいは生活習慣の調整技術）が有用な場合が多いことも指摘されている。不眠の非薬物的アプローチには、１．弛緩法（眠る前にリラックス；筋弛緩、入浴、儀式、環境）や２．刺激統制法（寝室では「眠る」を最優先；寝室は眠るだけ、ベッドで仕事や食事、テレビは避けるなど）、３．睡眠制限法（短い時間で深く眠る；就床時刻を遅く、睡眠効率重視、実質的な睡眠時間の比率を高くする、睡眠効率＝実際の眠っている時間／床についている時間（％）、85％が目安　最低でも６時間）、４．認知療法（思い込み・こだわりを減らす；間違った思い込みを修正する認知再構成法）などがある。確かに、睡眠改善には、医師や心理士など専門家による睡眠健康教育が有効な手段だが、わが国では、不眠の認知行動療法の専門家が少ないことや方法論や支援体制も不十分で、一般的な治療法といえるほど広く浸透しているとはいえない。また、近年、不眠成人が、睡眠の「自己調整法」を習得することで、不眠を緩和できることが指摘されている。しかし、効果的な睡眠教育の内容や構成を、再吟味しどのような患者に有効であるか検討する余地も残されており、高齢者や地域住民にそのまま適用することは容易ではない。

　今後、より多くの高齢者、地域住民の睡眠健康の確保・改善のためには、日常生活レベルで実施可能なライフスタイルの改善が重要な意味を持つといえる。習慣的な運動が概日リズムの同調因子としても働くことや、規則的な食事習慣は、臓器の代謝リズムの同調に有効であることも指摘されている。

第10章　睡眠改善技術　　173

表1　生活リズム健康法―日常生活に取り入れよう―　[田中ら、2006]

① あなたの習慣をチェックしましょう！

> ＊（　）の中に、既にできていることには○、頑張ればできそうなことには△、
> できそうにないものには×をつけてください。

1. （　）毎朝ほぼ決まった時間に起きる
2. （　）朝食は、良く噛みながら毎朝食べる
3. （　）午前中に太陽の光をしっかりと浴びる
4. （　）日中はできるだけ人と会う
5. （　）日中はたくさん歩いて活動的に過ごす
6. （　）趣味などを楽しむ
7. （　）日中は、太陽の光にあたる
8. （　）昼食後から午後3時の間で、30分以内の昼寝をとる
9. （　）夕方に軽い運動や、体操や散歩をする
10. （　）夕方以降は居眠りをしない
11. （　）夕食以降、コーヒー、お茶等を飲まない
12. （　）寝床につく1時間前はタバコを吸わない
13. （　）床に入る1時間前には部屋の明かりを少し落とす
14. （　）ぬるめのお風呂にゆっくりつかる
15. （　）寝床でテレビを見たり、仕事をしない
16. （　）寝室は静かで適温にする
17. （　）寝る前に、リラックス体操（腹式呼吸）を行う
18. （　）眠るために、お酒を飲まない
19. （　）寝床で悩み事をしない
20. （　）眠くなってから寝床に入る
21. （　）8時間睡眠にこだわらず、自分にあった睡眠時間を規則的に守る
22. （　）睡眠時間帯が不規則にならないようにする
23. （　）たくさん文字を書き、新聞や雑誌など、読み物を音読する
24. （　）1日1回は腹の底から笑うようにする
25. （　）いつもと違う道を通ったり、料理を作るなど、新しい事に挑戦する

☆ チェックの結果は、いかがでしたか。無理のない範囲で、
　　少しづつ○を増やし、△や×が減るような生活習慣に変えていきましょう！

② あなたの睡眠の満足度を確認しましょう。次の質問に100点満点でお答えください。
　　1）寝つきの満足度は……………………（　　）点
　　2）熟睡の満足度は………………………（　　）点
　　3）日中のすっきり度（疲労・眠気）は……（　　）点　　良いほうが100点で記入

☆ 生活習慣の改善と合わせて、満足度がどう変化しているかについて時々振り返りましょう！

◎生活改善のために～あなたの行動改善の目標を決めましょう。
　①のチェックリストで、△（頑張ればできそうなこと）の中から3つほど、自分で改善しよう
　と思う目標を選び、番号で記入してください。
　　　　☆目標1（　　　）　☆目標2（　　　）　☆目標3（　　　）

☆ 生活の中で実践できそうなものを選び睡眠日誌やカレンダーに達成できたか
　　記録（○、×）しましょう！

睡眠日誌

氏名：

入眠時刻　実際の睡眠時間
目標↓　就床時刻↓　↓　起床時刻↓　↓　睡眠の満足度
↓100点満点で記入

日付	午前			午後												(翌日の)午前										目標	目標	目標						
(曜日)	9	10	11	12	13	14	15	16	17	18	19	20	21	22	23	24	1	2	3	4	5	6	7	8	9	①	②	③	就床時刻	入眠時刻	起床時刻	実際の睡眠時間	睡眠の満足度	メモ
例9/18(月)																										O	△	O	23:00	23:30	6:30	6・0	80点	目覚めは、まあまあ
① /( )																													:	:	:	・		
② /( )																													:	:	:	・		
③ /( )																													:	:	:	・		
④ /( )																													:	:	:	・		
⑤ /( )																													:	:	:	・		
⑥ /( )																													:	:	:	・		
⑦ /( )																													:	:	:	・		
⑧ /( )																													:	:	:	・		
⑨ /( )																													:	:	:	・		
⑩ /( )																													:	:	:	・		
⑪ /( )																													:	:	:	・		
⑫ /( )																													:	:	:	・		
⑬ /( )																													:	:	:	・		
⑭ /( )																													:	:	:	・		

目標１：　　目標２：　　目標３：

日誌前の状態：

日誌後気付いたこと：

毎日の睡眠時間や目標にした習慣をチェックしてみましょう

<< 睡眠健康教育 >>

① 知識 → ② 睡眠の状態・生活習慣チェック
→ ③ 目標設定 → ④ 睡眠日誌実践

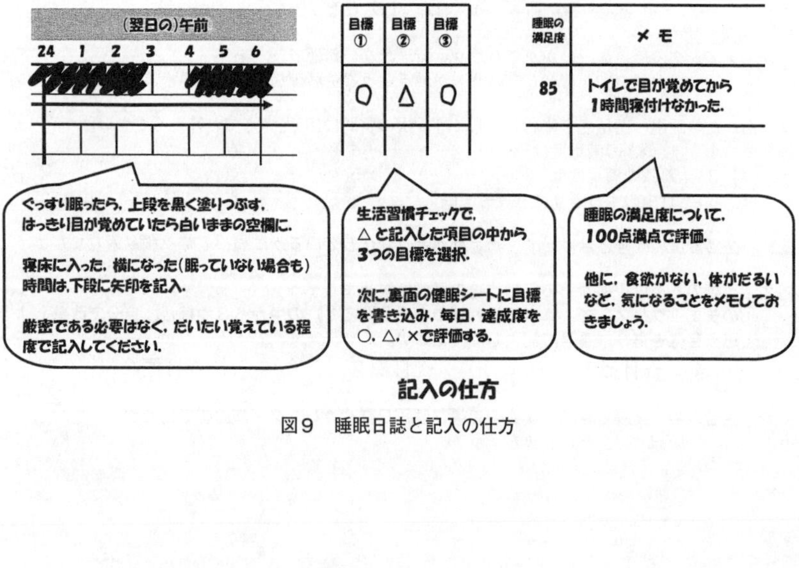

記入の仕方

図９　睡眠日誌と記入の仕方

つまり、人間本来の体にあったライフスタイルを見直す必要がある。**表1**は、日常生活に取り込み、継続することで睡眠健康増進や認知症予防に有効な生活習慣（生活リズム健康法）を示している。**図9**は睡眠日誌の例である。

　各項目は上記の認知行動的介入技法を日常の生活の中で実践できるよう簡便な形で表現したものである。睡眠の質の改善には、睡眠に関する正しい知識と望ましい習慣行動の獲得・維持、さらにそれを支える動機付けや達成感がとても重要である。よかれと思い、まったく逆効果の習慣を身につけている可能性もある。まずは、正しい知識や習慣を知り、あまり無理をせず、できそうなことからはじめ、習慣行動を少し変えるだけでも、これまでの悪循環を断ち切るきっかけになる。毎日すべてをかならず行う必要はなく、3つ程度に目標を決めて、週3日程度行っていくことが大切である。睡眠改善のポイントは、ライフスタイルの改善と睡眠環境の整備、すなわち、①概日リズムの規則性の確保、②日中や就床前の良好な覚醒状態の確保、③睡眠環境の整備、④就床前のリラックスと睡眠への脳の準備である。ライフスタイル改善に関しては、**表1**に日常の習慣行動を示しているが、科学的根拠や環境整備についての詳細については、他章や参考文献を参照されたい。

7　ぐっすり・すっきり宣言
——睡眠健康活動のシステム化への試み

　ライフスタイル改善により高齢者の睡眠や精神健康が改善することを筆者らは地域保健現場で検証してきた。「ぐっすり・すっきり宣言」をスローガンに、睡眠健康教室（快眠ミニ・デイサービス）と自己調整法（自己管理法を改名**表1**、**図9**）講習を展開したシステムを一部紹介する。

　まず住民健診時に睡眠健康調査を行い、全員に結果をフィードバックした。さらに、希望者に対しては、大学の臨床心理学科と連携して心の問診コーナーを設け、精神健康の面接も行い、その場で、ワンポイントアドバイスを行った（**表2**）。

　自分の不眠のタイプを知ることから始め、ライフスタイルを振り返ってもらうために、教材、チェックリストを用いて、個別に日中の生活メニューを助言した。さらに、睡眠問題がある地域住民に短期集中型の睡眠健康教室

表2　脳と心のヘルス・プロモーションの普及

睡眠健康調査

住民健診（予防・早期対処）→全員にフィードバック
　　　　　↓　　　広報、啓発活動

睡眠健康教室（短期集中体験講座；脳と心の癒し塾）

生活習慣指導、グループワーク
　　　　快眠とストレス対処へための習慣づけ

他の住民→睡眠健康教育（ぐっすり・すっきりセミナー）

(自己調整法)習慣チェック、目標設定、日誌、セルフモニタリング
　　　　　　スタッフ定期的に巡回、助言指導
　　　　　　　↓

知識→習慣獲得・維持→睡眠・日中の質の改善・維持

睡眠健康活動からの脳と心身の健康づくり・仲間づくり

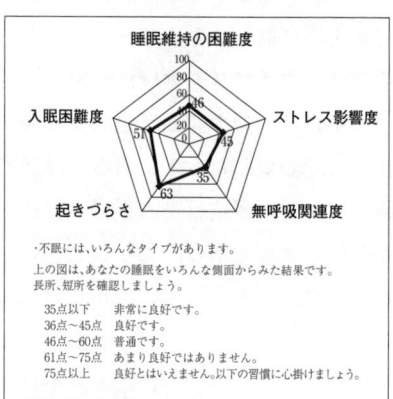

・不眠には、いろいろなタイプがあります。
上の図は、あなたの睡眠をいろいろな側面からみた結果です。
長所、短所を確認しましょう。
　35点以下　　非常に良好です。
　36点～45点　良好です。
　46点～60点　普通です。
　61点～75点　あまり良好ではありません。
　75点以上　　良好とはいえません。以下の習慣に心掛けましょう。

【快適な睡眠と健康のために】
不眠でお悩みの方、全タイプへ
・午前中に、太陽の光をしっかり浴びましょう。

眠りの浅い人へ…活動のメリハリが大事。(夕方の居眠りを避ける)
　・昼食後1～3時の間で30分の昼寝で、脳と体の休息
　　短い昼寝は、認知症の危険性を1/5に減らします。
　・夕方(体温最高期)には軽い運動や散歩をしましょう。
　　脳と心のリフレッシュ！居眠り防止に有効！

寝付きの悪い人へ…就床2時間前は脳と体をリラックス！
　・興奮を高める激しい運動や熱いお風呂は避ける。
　・お茶やコーヒーや寝酒は極力、慎みましょう。

```
　短い昼寝　　　　　　　夕方の軽運動
(13-15時、30分間)　　　　(17時頃、30分)
脳疲労回復に有効　　　　体温リズムの最高値近く、
認知症リスク1/5　　　　　筋肉の負荷が少ない時間帯
　　↓　　　　　　　　　　　↓
　　　グループワーク
　　　睡眠・ストレスについて
　　　　　↓　　　活動と休息のメリハリ
　～日中の良質な覚醒の確保～
　　　　　↓
　　良質な睡眠の確保

～快適な覚醒、脳機能、心身健康の改善～
```

図10　快眠とストレスをためないための習慣づくり（快眠ミニ・デイサービス）

「脳と心の癒し塾；4週間の間、週3回、全12回」を開催し、快眠とストレス緩和のための習慣づけを行っている（**図10**）。

教室は保健センターで開催され、保健師と地域ボランティアが中心になっ

＊良好な状態を100％とする

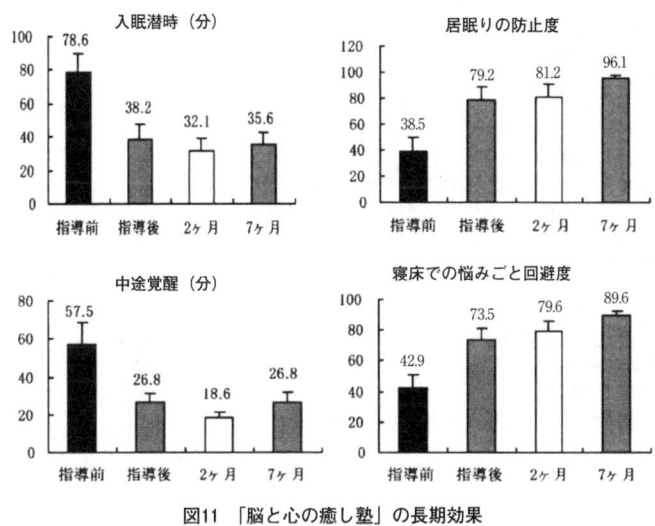

図11 「脳と心の癒し塾」の長期効果

　て運営した。この取り組みでは、短い昼寝、夕方の軽運動の習慣づけに加え、睡眠健康教育とグループワーク（問題習慣行動や目標行動を互いに助言）を自宅での昼寝終了後に行うことで、夜間睡眠に影響しやすい午後3時以降の覚醒維持をより確実にしている。23名の参加者（平均67.4歳）のうち8割の人たちの睡眠状態や体調が改善した。終了1ヶ月後、7ヶ月後の追跡調査でも大半の参加者に睡眠改善効果や習慣行動が維持されていた（図11）。

　一方、不眠で悩んでいても教室に参加できない（集団受講を好まない人や、時間的に余裕のない人が含まれます）を対象に、睡眠の自己調整法の講習会"ぐっすり・すっきりセミナー"も提供した。これも健診時に希望者を募り、チェックリストや教材を用いて、1ヶ月間の睡眠日誌と目標行動の記入を指導し、自分の睡眠習慣、習慣行動についてのセルフモニタリングと認知変容をねらった。講義、スリープマネージメントのポイントは、ライフスタイルの改善と睡眠環境の整備だが、高齢の地域住民に対しては、ポイントをしぼり、睡眠に有効な生活メニューを朝、昼（日中）、夜に分けて、具体的な習慣行動を提案する方が実際に理解が高く、行動変容を促しやすい。愁訴と対応させて、できそうな目標を2、3項目選んで実行してもらうことがポイントである。また、目標行動の達成率の低い場合は、保健師が定期的に確認、

```
毎朝ほぼ決まった時間に起きる
朝食を毎日食べる
午前中に太陽の光をしっかりとあびる
日中は活動的に過ごす
昼食後から午後3時の間に30分以内の昼寝をする
夕方に軽い運動や散歩をする
夕方以降、コーヒー、紅茶、緑茶などを飲まない
寝床につく1時間前はタバコを吸わない
就寝の2時間前までには食事を終わらせる
ベッドでテレビを見たり、仕事をしない
ぬるめのお風呂にゆっくりつかる
寝る前は、脳と心を休ませるように心がける
眠るためにお酒を飲まない
寝床で悩み事をしない
眠くなってから寝床に入る
睡眠時間帯が不規則にならないようにする
```

これらの中から
努力すれば改善できそうな習慣を3つ選択

↓

目標行動を設定

↓

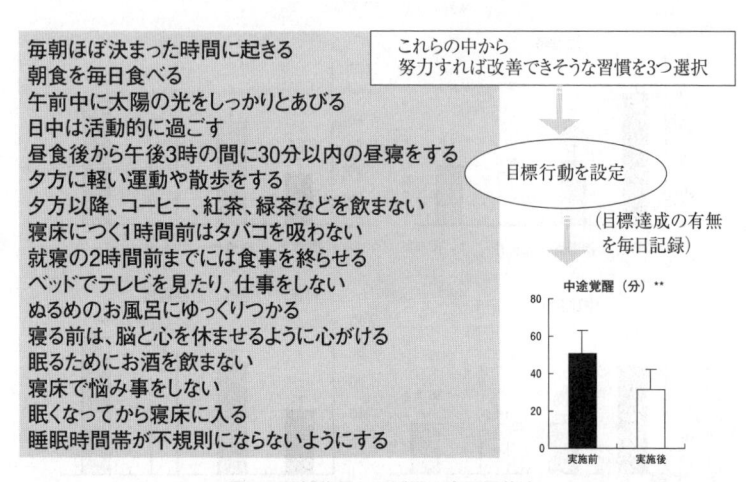

（目標達成の有無
を毎日記録）

中途覚醒（分）**

図12 地域住民への睡眠の自己調整法

相談に応じることが効果的である。

高齢の地域住民に対するデイサービスや講習会などでは、ポイントをしぼり、個別に有効な生活メニューを朝・昼・夜に分けて、具体的な習慣行動を提案するほうが理解されやすく、行動変容を促しやすいようである。愁訴と対応させて、実行可能そうな目標を2つか3つ選ぶことも重要となる。

筆者らは、睡眠健康の諸側面（入眠と睡眠維持など）と習慣行動の関係を詳細に検討し4週間の自己調整法で、中途覚醒が有意に減少し、睡眠状態が改善することを確認した（図12）。さらに、中途覚醒が多い高齢者に対する2週間の自己調整法でも、中途覚醒や睡眠効率が有意に改善した（図12）。目標行動としては（図13）、「午前中に太陽の光をしっかりと浴びる」や「昼食後から午後3時の間で、30分以内の昼寝をとる」、「夕方に軽い運動や、散歩をする」、「ぬるめのお風呂にゆっくりつかる」が選ばれやすい項目であること、目標達成率・維持率は「午前中に太陽の光をしっかりと浴びる」、「夕方に軽い運動や散歩をする」、「ぬるめのお風呂にゆっくりつかる」、「寝床で悩み事をしない」などの項目で高かった。つまり、中途覚醒が多い高齢者の自己調整法においては、「午前中に太陽の光をしっかりと浴びる」や「夕方に軽い運動や散歩をする」、「ぬるめのお風呂にゆっくりつかる」が推奨しやすい効果的な項目といえる。また、「寝床で悩み事をしない」など認知的対

図13 習慣行動の選択率・維持率

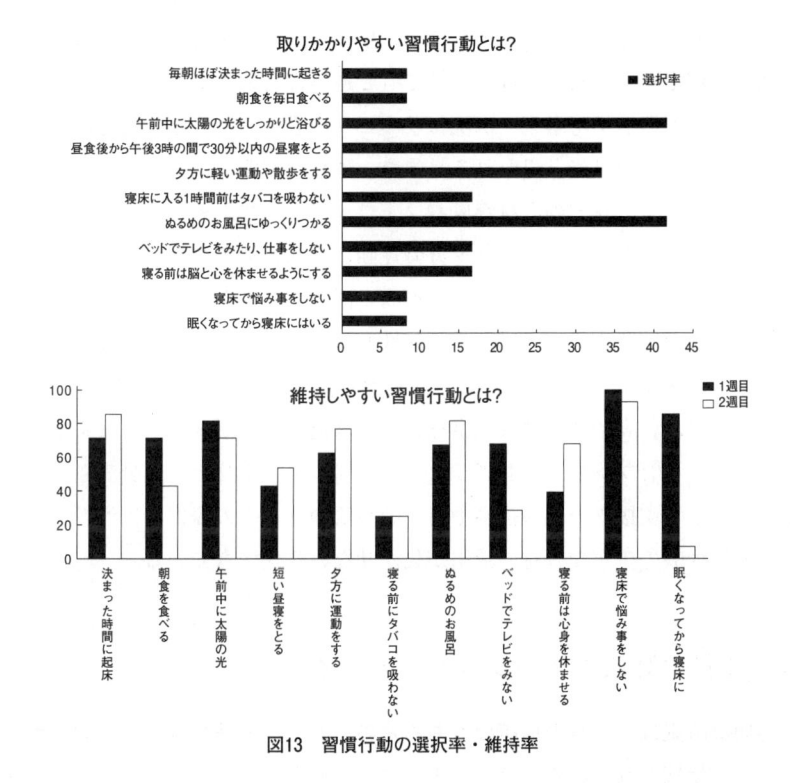

処に関する項目は、選択率はさほど高くないが、一旦、選択されれば、効果的な項目といえる。一方、目標達成率が低い場合は、対象者の生活パターンを加味して、定期的に相談に応じることや習慣改善の重要性をていねいに説明することも大切である。

8 睡眠健康改善支援ツールの提供、人材の活用

　睡眠健康のためのデイサービス、教室などは、それぞれの地域保健現場の事情にそった形で運営され、昼寝や運動の指導に加えて「笑い」の要素を加えたり、レクリエーションを採用している地域もある。また、回数については、4週間、週3回（計12回）の教室を行っている場合や、4週間、週2回（計8回）の場合や2週間、週3回（計6回）があり、基本的には、睡眠に良好な習慣を短期集中的に体験学習することで、認知と行動の変容を図るこ

とを主目的としている。期間としては、生体リズムの規則性や、改善された睡眠習慣が定着するためには、最低でも2週間は必要であるが、認知症・抑うつ・生活習慣病予防事業、病院、リハビリ施設、あるいは包括支援センターの事業にも応用可能と思われる。また、睡眠教室開催にともなうサークル化やボランティアなどの人材育成もフォローアップのためには必要になってくる。このような「短い昼寝と夕方の運動、それに加えて笑いも」という習慣づけと普及活動は、コミュニティ形成や活性化にも有効で、高齢社会の地域保健的な課題解決の糸口になる可能性も考えられる。筆者はこれを"脳と心のヘルスプロモーションを支える住民中心型ソーシャルサポートシステム"と呼んでいる。高齢者の睡眠健康を維持・増進する生活メニューはすでに情報化され、パンフレット、および快眠生活プログラムビデオが公表されている。教室指導支援ツールの提供や自己調整法のツールの提供、指導者育成、また人生経験の豊かな人材の活用が欠かせない時代にきている。

9 生徒の睡眠マネージメントのポイント

適切な睡眠は、心身の健康はもちろんのこと学業成績や洞察力を向上させることが指摘されている。ひと昔まえにささやかれていた「四当五落」神話も、最近では科学的に否定され、眠りはこれまで私たちが考えていた以上に、人間の脳機能、心身健康と密接な関連をもつことが明らかになってきた。

一般的にスリープマネージメントのポイントは、ライフスタイルの改善と睡眠環境の整備であるが、学校現場に即した生徒のスリープマネージメントのポイントを**表3**に示す。

睡眠や生活リズムについての知識の普及に加え、学校側が認知しやすい、

表3　生徒へのスリープマネージメントとポイント

1. 朝、生体リズムを整える、特に、光、食事
2. 授業の合間、昼休みの短時間仮眠
3. 帰宅後の仮眠をつつしむ
4. 就床前は、脳と心身をリラックス
　　光環境、悩みごと、脳・心身の興奮事項
5. チェックリスト、睡眠日誌による生活指導
　　―達成できそうな習慣行動目標―
　　生活リズム、ストレス対処のために継続！

実際の問題行動（授業中の居眠りや集中力、朝食欠食、メンタルヘルス、身体症状）との関連をわかりやすく、理解してもらうことがキーポイントとなると思われる。

養護教員と連携して、広島県の4,533人の高校生を対象に、生活習慣と健康の関係を調べた結果、睡眠時間が不規則な生徒に「ぼんやりする、だるい、横になりたい、考えがまとまらない、頭が重い、肩がこる、腰が痛い」などの心身の不調の訴えが多いことがわかった。また、暴飲暴食する、物に当たるなど、ストレスを上手に処理できない生徒が多かった。睡眠時間が不規則な生徒の生活習慣として、テレビやビデオ視聴、携帯メールに費やす時間が3時間を越えていることも明らかになった。さらに、睡眠時間が不規則な生徒は、「ぐっすり眠れない、なかなか寝つけない、朝起きられない、疲れがとれない、睡眠時間が短い」という訴えが圧倒的に多かった。つまり、これまでのような、「しっかり眠りなさい」、「早く寝なさい」、「早く起きなさい」という指導だけでは、生徒の行動変容には、なかなかつながりにくく、まずは、良質な睡眠を確保するには、睡眠の不規則化に関わる生活習慣、すなわち生活リズムとストレス対処の改善から指導することが必要であるといえる。

指導のツールとしては、睡眠日誌や生活リズム、睡眠に有効な具体的な習慣行動のチェックリストを併用する（**表4・図14、15**）。まず、できている習慣行動には○、できていないががんばれそうなものには△、がんばってもできそうにないものには×で回答してもらう。△をつけた項目の中から、がんばれそうなもの、本人が実行可能な目標行動を3つ程度選択させる（**図16**）。些細な行動変容も賞賛し達成感をもたせ、継続させることが重要である。基本的には、習慣行動のチェック項目、すべてが○になることが理想的だが、2、3個ずつ長期的視野にたって根気強く、指導していくことが現実的であろう。

実際に、生徒の脳・心身の健康増進の観点から、広島県内のいくつかの高校では、生徒の睡眠や生活リズム指導に、教材やチェックリスト（**表4・図14**）を用いている。2週間の睡眠日誌と目標行動の記入を指導した結果（**図14、15**）、睡眠の状態や寝つきが有意に改善し、寝起きの気分や日中の眠気、授業中の居眠りも改善した。習慣行動（**図15**）も2週間の指導前後で、「朝起きたら太陽の光をしっかり浴びる」、「夜9時以降明るいところに外出しな

表4　生活リズムの確立のために1日の過ごし方

生活リズムの確立のために1日の過ごし方を振り返りましょう！
次のことで、すでにできていることには○、頑張ればできそうなことには△、
できそうもないものには×を付けてください。

1.	【　】	毎朝、ほぼ決まった時刻に起きる
2.	【　】	朝起きたら太陽の光をしっかり浴びる
3.	【　】	朝食を規則正しく毎日とる
4.	【　】	日中はできるだけ人と接し、活動的に過ごす
5.	【　】	趣味や部活動などを楽しみ、活動的に過ごす
6.	【　】	帰宅後は仮眠をしない
7.	【　】	夕食後以降、お茶やコーヒーなどカフェインの摂取を避ける
8.	【　】	就寝の2時間前までに食事を終わらせる
9.	【　】	夜9時以降、コンビニなどの明るいところへ外出しない
10.	【　】	夕食後に夜食をとらない
11.	【　】	ぬるめのお風呂にゆっくり浸かる
12.	【　】	寝るときは携帯電話を枕元から離す（または電源を切る）
13.	【　】	ベッドでテレビを見たり、読書をしない
14.	【　】	寝るときは部屋着からパジャマ（寝間着）に着替える
15.	【　】	寝室は快適な空間に工夫する
16.	【　】	寝る前は、脳と身体がリラックスできるように心がける
17.	【　】	就床時間が不規則にならないようにする
18.	【　】	午前0時までには就寝する
19.	【　】	寝床の中で悩み事をしない
20.	【　】	眠たくなってから寝床に入る
21.	【　】	休日も、起床時刻が平日と2時間以上ずれないようにする
22.	【　】	睡眠時間が不規則にならないようにする

頑張ればできそうなこと△の中から、改善してみようと思う目標の番号を3つ選んで下さい

目標1：＿＿＿＿＿＿　目標2：＿＿＿＿＿＿　目標3：＿＿＿＿＿＿

● あなたの最近1週間についてお伺いします。　《時間（分）で記入》

＊睡眠の満足度	（　　点）	＊中途覚醒の長さ	（　　分くらい）
＊寝つきの満足度	（　　点）	＊寝付くまでの時間	（　　分くらい）
＊熟眠の満足度	（　　点）	＊実際の睡眠時間（　時間　分くらい）	
＊寝起きの気分	（　　点）	＊起き上がるまでの時間	（　　分）
＊食欲（朝食）	（　　点）	＊帰宅後の仮眠の長さ	（　　分）
＊日中のすっきり度	（　　点）	＊平日と休日の起床時刻の差	（　　分）

（100点満点で記入、良いほうが100点）

第10章　睡眠改善技術　183

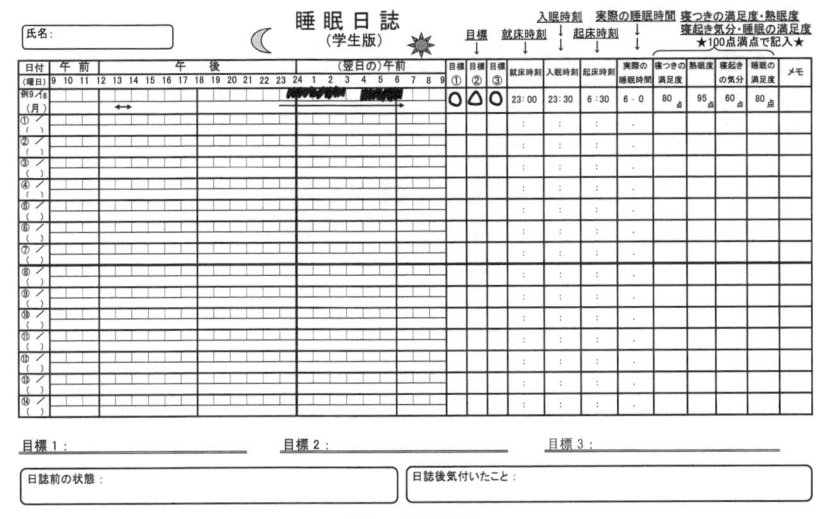

図14　睡眠日誌

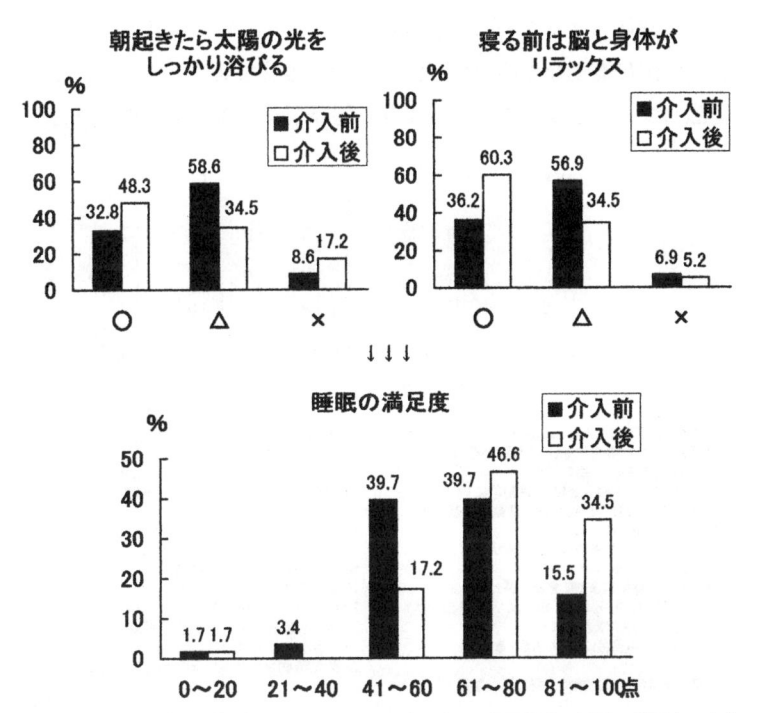

図15　高校生における２週間のスリープマネージメントの習慣行動、睡眠の満足度の変化

い」や「寝る前は、脳と心身がリラックスできるように心がける」「就寝時間が不規則にならないようにする」などの項目で多くの生徒に改善が見られた。

適正な睡眠に関する知識教育と2週間の日誌記録による自己調整法でも、食習慣や睡眠習慣や眠気改善が見られる生徒が多く、このことは、学校現場での睡眠健康教育、基本的生活習慣での指導の重要性や必要性を改めて再認識させられる結果であるといえる。

また、様々な生徒に対応しながら行う継続的な指導場面では、どのような習慣項目が選ばれやすく、維持しやすいかを把握しておくことも重要である。

図16は項目ごとに2週間の維持率を示している。また、項目の最後に○がついている項目は、選択率も高い項目を示している。「6．帰宅後は仮眠をしない」、「7．夕食後以降、お茶やコーヒーなどカフェインの摂取を避ける」、「21．休日も起床時刻が平日と2時間以上ずれないようにする」などは選択率、維持率がともに高く、高校生に推奨しやすい項目といえる。睡眠指導を有効に機能させるためには、睡眠に関する正しい知識教育に合わせて、実際に、睡眠に有効な生活習慣を獲得させ・維持させていくことが極めて重要で留意しておく必要がある。つまり、知識習得の確認や習慣の獲得・維持

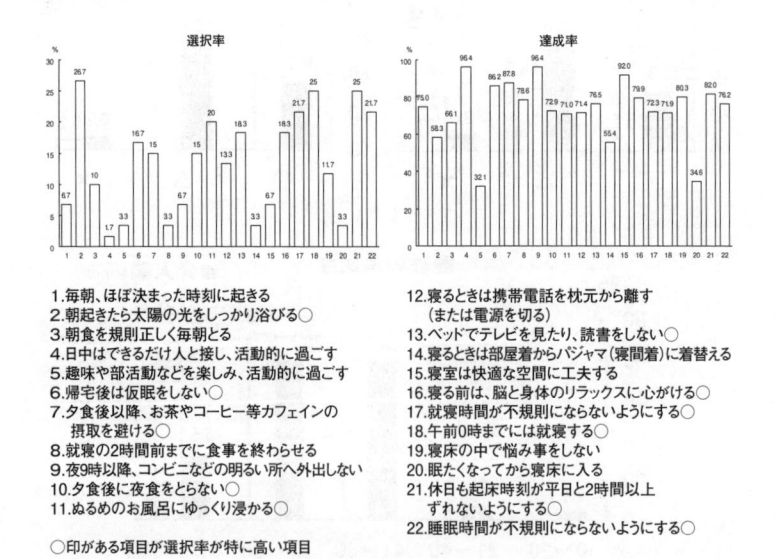

図16 習慣行動の選択率・維持率

を定期的にチェック・確認するしくみを作ることも重要であり、そのような継続的な支援が生徒の睡眠や日中の状態（意欲、眠気など）につながることを留意して、生徒と関わることが大切である（図17）。

さらに、理想をいえば、入眠困難、睡眠維持困難など、愁訴に対応した目標推奨ができることが望ましいが、そのためには、指導者自身が、睡眠に関する知識を深めておくことが重要となる。現在は、上記の調査結果を基に、簡便な教材パンフレットとチェックシート（表4）が作成され、養護教員たちにより県内の高校で広く使われている。また、小・中学生や大学生など生徒の理解度や環境に合わせた改訂版が作成されている。

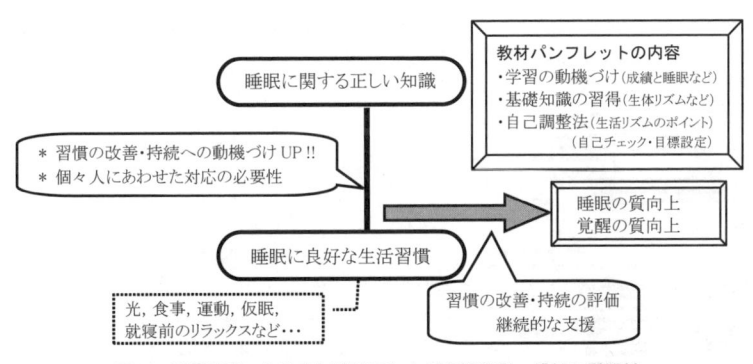

図17 睡眠指導における知識教育および習慣獲得・維持の重要性

10 遅刻・欠席日数の増加、不登校への対応と実践例

極端な夜型化、昼夜逆転が見られる場合には時間療法的対処も有効である。遅刻・欠席日数の増加への対処について、習慣行動チェックリストと睡眠日誌による生活指導（月2回、60分）および時間療法（図18）を組み合わせることで遅刻、欠席の改善が可能である。時間療法に合わせ、同調因子を強化するような習慣行動を目標とすることで、睡眠時間の固定をより確実にしたケースの場合、半月で改善が見られ、半年後も深夜1時―午前7時30分のスケジュールが維持され、無事、2年生から3年生に進級できた。

生徒の不登校問題も生体リズム障害と関係していることが指摘されている。睡眠―覚醒のリズムが乱れているときほど、行動問題が増加することが報告されている。不登校の問題に対しても、今後スリープマネージメントからの

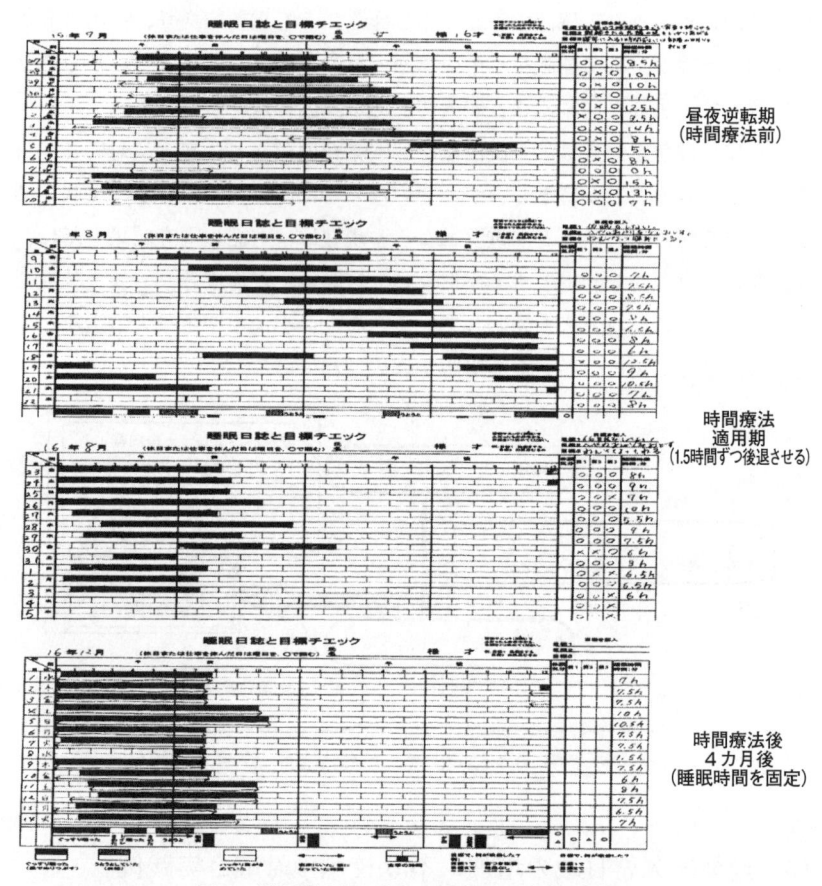

図18　時間療法を組み合わせた睡眠生活指導の改善例

視点が重要になる必要がある。不登校の生徒のパターンはさまざまだが、生体リズム障害という観点でみれば、6～8割とかなりの部分が共通している。また、リズム障害が重いほど欠席日数が多く、不登校症状の重症化、長期化と関係していることも報告されている。不登校の心理的理由が解消した後も不登校状態から抜け出せない子どもも多く見られ、不登校の重度化、長期化を防ぐためにも心理的治療に加え、生体リズム治療の視点が今後必要になってくると考えられる。不登校の長期化、重度化への対処としては、社会的同調因子への接触を増加させるという意味から、教室以外にも、保健室、適応指導教室、サポート校、塾への登校を施すことは有効である。しかし、個人

的な問題もともなうため，一人一人へのきめ細かな心理的、医学的な治療と合わせて、リズム障害の対応や理解も必要である［田中，2006］。

11 睡眠改善技術の普及についてのこれからの課題

　睡眠健康の確保・改善の実現には、今後、日常生活レベルで実施可能なライフスタイルの改善に加え、睡眠改善を維持・定着させる支援体制、睡眠改善支援の技術をもつ人材の育成、在宅介護も見据えたコミュニティ形成が重要な意味を持つといえる。

（田中秀樹）

参考文献

岩田アリチカ（監修）：きれいに歳をとる方法，快眠生活のススメ上巻　解説編，下巻　ぐっすり体操　実践編（ビデオ教材），東京法規出版，2005.

田中秀樹：高齢者に快眠をもたらす健康教室・睡眠健康活動の提案〜快眠ミニデイサービスを実践して〜特集　健康増進法下での健康づくり支援−新しい視点での取り組みを中心に−，生活教育，47：39-48，2004.

田中秀樹：しっかりぐっすり，さわやか宣言！−高齢期のための快眠読本−，東京法規出版，2004.

田中秀樹：睡眠習慣と健康心理臨床　ライフスタイルにおける健康の心理臨床的な問題，健康のための心理学（小林芳郎編），保育出版社，pp. 173-179，2005.

田中秀樹：思春期の睡眠と心身健康—睡眠健康教育の必要性，睡眠障害診断のコツと落とし穴（上島国利編），中山書店，pp. 98-101，2006.

田中秀樹，荒川雅志：認知症，転倒予防のための快眠術　短い昼寝と夕方の福寿体操のススメ，東京法規出版，2005.

田中秀樹，古谷真樹：思春期と睡眠—生活習慣と睡眠，不登校−，睡眠とメンタルヘルス白川修一郎編），ゆまに書房，pp. 235-268，2006.

田中秀樹，古谷真樹，松尾　藍：高齢者の睡眠へのアプローチ，高齢者の「生きる場」を求めて−福祉，心理，看護の現場から−（野村豊子編），ゆまに書房，pp. 145-189，2006.

田中秀樹, 白川修一郎：現在の子供の睡眠, *Clinical Neuroscience*, 22：86-88, 2004.
田中秀樹, 城田 愛, 林 光緒, 堀 忠雄：高齢者の意欲的なライフスタイルと睡眠生活習慣についての検討, 老年精神医学雑誌, 7：1345-1350, 1996.
田中秀樹, 松下正輝：高齢者の睡眠とライフスタイル・QOL――認知・行動的介入と自己調整法による睡眠改善――, *Geriatric Medicine*, 45：669-674, 2007.

図版出典

表1　田中秀樹, 松下正輝, 古谷真樹：快眠とストレス緩和のための習慣づくり-ライフスタイル改善からの脳・心身のヘルスアップの普及, 高齢期の心を活かす-衣・食・住・遊・眠・美と認知症・介護予防―（田中秀樹編）, ゆまに書房, pp. 285-320, 2006.

図2、図6　田中秀樹：睡眠確保からの脳とこころのヘルスプロモーション, 睡眠・ライフスタイルと脳・心身の健康, 地域保健, 6：5-26, 2002a.

図3　白川修一郎, 田中秀樹, 山本由華吏：高齢者の睡眠障害と心の健康, 精神保健研究, 45：15-23, 1999.

図4　田中秀樹：脳と心身のヘルスプロモーションとしての睡眠指導介入と自己管理法, 診断と治療, 92：1219-1225, 2004.

図5　田中秀樹, 平良一彦, 荒川雅志, 渡久地洋樹, 知念尚子, 浦崎千佐江, 山本由華吏, 上江洲榮子, 白川修一郎：不眠高齢者に対する短時間昼寝・軽運動による生活指導介入の試み, 老年精神医学雑誌, 11：1139-1147, 2000.

図8　田中秀樹：快適睡眠と生活習慣病、痴呆予防, ～眠りを楽しみ、豊かな熟年期を過ごすためのライフスタイルと地域活動！～介護ハンドブック（小西美智子編）, 関西看護出版, pp. 90-135, 2002b.

図11　田中秀樹, 荒川雅志, 古谷真樹, 松下正輝, 平野貴司, 松尾 藍, 中元恭子, 上里一郎, 白川修一郎：地域における睡眠健康とその支援方法の探索的研究, 臨床脳波, 46：574-582, 2004.

第10章　睡眠改善技術　189

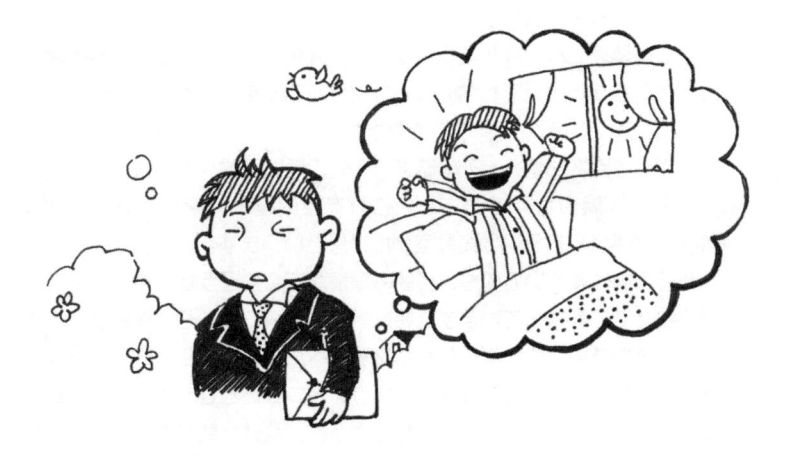

【睡眠改善 Q&A】 クライアントからの質問とその回答例

【Q1】　私は出張でホテルに宿泊することが多いのですが、普段にくらべると寝つきが悪く、途中で目が覚めることも多いように思います。「枕が変わると眠れない」といわれていますが、普段の枕を持っていけば出張先のホテルでもうまく眠れるようになるでしょうか。

【A1】　出張先での特に最初の夜は、普段使っている枕を持っていってもうまく眠れるようになるとは限らないのです。

　出張先のホテルで普段に比べて寝つきが悪かったり、夜中に目が覚めたりするのはよくあることです。その理由として、「枕が合わず寝心地が悪くて眠れない」ということも十分考えられますが、そもそもホテルなど、普段とは違う場所で眠るという行為自体が寝つきの悪さを引き起こす大きな要因となると考えられます。しかしこれは、私達が持っている新しい環境にうまく適応するための自然かつ適切な生体反応といえます。誰もが経験しうるこのような現象を「枕が変わると眠れない」と例えていると考えられます。

　新しい環境でなかなか寝つけず朝の熟睡感も少ない、という経験は脳波測定を行った研究で科学的にも証明されています。最初の夜は第二夜以降に比べて、寝つくまでに時間がかかり（入眠潜時の延長）、夜中に目が覚める回数も増え、その結果、一晩の睡眠時間や朝の満足感も減少することが報告されています。これを夜間睡眠の第一夜効果（first night effect）あるいは実験室順応効果といいます。

　私達の脳は寝ている間も、周囲の環境が安全かどうか、常に見張り番機構を立てて監視しています。特に新しい環境では、その機能はフル活動し、その結果、普段よりも脳の覚醒レベルが高くなり、周りの環境が気になってなかなか寝つけなかったり、寝つけたとしても、いつ何時何かがあってもすぐ起きて対処できるように、脳は比較的高い覚醒状態を維持していると考えられます。

　その他、普段は家族がいるのにホテルで一人きりになる、普段は聞こえるはずの音が聞こえない、寝る前にいつもしている作業（入眠儀式）ができない、「寝られないかもしれない」「明日朝早く起きないといけない」と考えてしまう、などの理由で心理的にも不安や心配になって寝つきの悪さ、熟睡感の低下が増強されることも考えられます。

以上をまとめると、新しい環境で快適に眠るために、特に最初の1日目の寝つきの悪さなどは、自然な生体反応としてあまり気にしすぎないことが大切だと思います。その上で、できるだけ普段通りに眠れるような快適な睡眠環境作りを工夫するとよいと考えられます。その方法のひとつとして普段使い慣れた枕を持っていくことも良いかもしれません。

【Q2】　最近よく夢を見るのですが、これは睡眠が浅くなっているからなのでしょうか？　特に悪夢というようないやな夢を見ているわけではないのですが、なぜ急に夢を見る日が多くなったのかが気になっています。

【A2】　人間はたいてい、夢をみても忘れるようなしくみになっています。睡眠中や、その直前直後では、物事を覚えることに関する脳のシステムが十分に働いていないので、たとえ夢を見たという自覚を持っていても、すぐに忘れてしまいます。それでも普段、夢を見たと思ったり、内容を報告できたりするのは、たまたま夢をみているときに目覚めたか、脳の活動が覚醒（目覚め）のレベルにまで近づいていたからです。私たちがふつう夢と呼んでいる、ストーリー性があり、多くはある種の感情をともなった夢というのは、ほとんどレム睡眠中に見た夢であると考えられます。レム睡眠では脳活動が活発になっていて、起こしてみると夢みの報告が多いことが知られています。レム睡眠は、明け方であるほど長い持続時間を持ち、午前中に出現しやすいという特徴を持ちます。レム睡眠の夢は、強烈な感情や鮮明な印象を持つことが多く、覚えられていることの多い夢です。

　夢をよく覚えているようになった原因のひとつとして、明け方に浅い睡眠が多くなっている可能性があります。明け方の浅い睡眠が多いと、脳の活動レベルが上がっている状態でレム睡眠が増えますので、結果として夢をよく覚えていることになります。夢を見ないという人は、睡眠時間が短く、レム睡眠が少なく持続も短いといわれています。短い睡眠時間ではノンレム睡眠の出現が優先されますので、明け方によく現れるレム睡眠が少なくなり夢みも減ります。また、日中に精神的・身体的なストレスが多い場合、生活が不規則になったりした場合にも、睡眠の質が悪くなり、浅い睡眠や中途覚醒が増え、夢を覚えていやすくなるということもあります。夢みが急に多くなるのは、睡眠の状態が大きく変わった可能性があります。最近の生活を一度見直してみてはどうでしょうか。ちなみに夢の内容に悪夢が多い場合は、精神的なストレスが蓄積し

心が対応できなくなりかけていることもありますので、そういう場合はストレスに対する適切な対処が必要になってきます。

【Q3】　5歳の男子です。寝ている間にすごくはっきりとした寝言を言ったり、睡眠中に起きて歩き回ったりするのですが、翌朝はそのことをまったく覚えていない様子です。ただの寝ぼけだろうと言う人もいるのですが、脳の病気ではないかと心配です。

【A3】　5歳のお子さんが、寝ている間に寝言や起きて歩き回るというご相談ですが、睡眠中に起きて歩き回るという特徴から睡眠時遊行症（夢遊病、夢中遊行）が考えられます。

　睡眠時遊行症は、睡眠中に起こる覚醒障害のひとつで、ベッドの上に座ることから、歩き回わることまで複雑な行動が見られます。寝言が観察されることもあります。睡眠中の深い睡眠（徐波睡眠）から起こるため、完全に目覚めさせることは難しく、本人もそのことについては覚えていない場合が大多数という特徴があります。

　女児でも男児でも、歩くことが可能になったら、どの年齢でも出現します。4歳から8歳くらいがピークで、思春期以降には自然に消失していきます。夢中歩行は、脳の一部が発達途中であるために起こると考えられていて、脳が成長を終えたときに自然に症状は出なくなります。そのため、一般的に、医療行為の必要はないようです。

　また、睡眠時遊行児は、非常に敏感な性格だったり甘えん坊だったりすることが多く、日中のストレスや疲れ、発熱、睡眠不足が加わった時に発症しやすいことが報告されています。このような時には、成人でも睡眠時遊行が見られることがあります。疲れや気がかりなことがないか、お子さんの様子に気をつけてあげてください。

　睡眠時遊行中に、無理に起こそうとすると、錯乱状態になって、暴れることがあります。寝言についても、寝ているときに話しかけたり、寝言に答えたりすると増えることがあります。お子さんが寝ている間に歩き回ったり、寝言を言ったりしていたら、そっと見守ってあげるようにしてください。その一方で、睡眠時遊行中は、本人は眠っているので、危険な場所に歩いていき、転んだりけがをしたりする可能性があります。足元に物を置かないなど気をつけてあげて下さい。

　また、小児の場合、睡眠時遊行症とともに夜驚（引き裂くような悲鳴や泣き喚いて急に覚醒するという特徴を示す）を併発する場合の多いこ

とが知られています。夜驚も睡眠中に起こる覚醒障害の一つで、対処法は睡眠時遊行症とほぼ同じです。

【Q4】 寝る前に手や足が火照って眠れないことがあります。なぜでしょうか？このようなときにはどのようなことを工夫すれば、うまく寝付くことができるようになるでしょうか。

【A4】 体温と睡眠は密接な関係にあり、通常、午後〜夕刻に最高点、深夜から早朝に最低点となる体温の概日リズムの中で、夜間睡眠は体温の下降期〜上昇期の初め頃に位置を占めています。体温リズムにおける体温の下降は、手や足の末梢皮膚血管が拡張し、身体の内部の温かい血液が皮膚表層に運ばれ、そこから体温を放熱することで達成されます。したがって、寝る前に手足が温かくなることは、入眠過程の正常かつ重要な反応のひとつです。一方、手足の火照りにより眠れなくなるという訴えは、更年期症状を持つ女性を含め、中高年層で見受けられることが多いのですが、この原因は、環境要因と感覚的要因の2つが考えられます。前者は、夏場などの高温・高湿環境が皮膚からの放熱を妨げているためであり、手足の皮膚血管は拡張すれども放熱がうまくできず寝付かれない、という状態が火照りとして知覚されます。この対処としては、エアコンなどで、室温・湿度を調節したり、緩やかな風が当たるように寝室の環境を整えることで解消を試みてください。後者は皮膚の温冷感の問題であり、入眠過程の体温調節反応である手足の温度上昇を火照りとして過敏に知覚してしまっていることが考えられます。このような過敏な温冷感は、冷え性の訴えを持つ方など、自律神経活動の変調が原因である可能性が高いと思われますので、規則的な生活習慣、バランスの良い食事、適度な運動などにより自律神経の調子を整えることをお勧めします。また、就寝前に自分に合ったリラックス法を試みることも有効に作用する可能性があります。

【Q5】 妊娠9ヶ月です。昼間に何時間も寝てるのに夜もすぐに寝られます。半日は寝ている気がするのに、いつでもどこでもすぐ眠れるのはなぜですか？こんなに何時間も寝てるにもかかわらず、眠りが浅い気がします。夜も2時間おきのペースで目が覚めます。なんででしょうか？

【A5】 妊娠は女性の心身に重大な影響を与えるイベントです。そのため、妊

娠にともなって睡眠も影響を受けると考えられます。今回ご質問のあった、妊娠9ヶ月は妊娠末期にあたり、この時期になると、仰向けの寝姿勢では苦しかったり、夜なかなか寝付けなかったり、夜間のお手洗い回数も増え夜中にしばしば目が覚めるなど、夜間の睡眠時間が減少して、不眠を訴える妊婦さんが30％を超えます。妊娠末期の妊婦さんの眠りは普段よりは浅いものになり、常に寝不足の状態が生じている場合が多く、昼間に耐え難い眠気が襲ってきたり、「ちゃんと寝ているはずなのに…」と疑問に思うほどいつでもどこでも眠れてしまうことがあります。

　睡眠に対して不満や不安が発生する理由としては、妊娠によるホルモン分泌の変化や、心身の変化により深部体温などの生体リズムのメリハリも低下し、覚醒・睡眠リズムにも支障が生じてきます。また、妊婦子宮の増大により、睡眠中に心地よい姿勢が保てないこと、膀胱など内臓が圧迫されることで頻繁に尿意が生じたり、胎動によって夜中頻繁に目が覚めたりし、その結果、横になっている割には、なかなか睡眠に満足感が得られないと考えられます。

　妊娠末期の妊婦の睡眠不足感を解消する方法として、この不足感は妊娠にともなう一過性のものであり、できるだけ気楽に構えて、睡眠が不足していると思われる時は、午後3時頃までの時間帯に90分程度のお昼寝をとる習慣をつけるなど、状況に合わせることが大切だと考えられます。また、快適に寝付けるように、寝る約4時間前からはカフェインをとらないようにしたり、ゆっくりお風呂に入るなど心身ともにリラックスすること、そして、周りの人が理解して助け合うことも大切となります。

　妊娠中の過度の睡眠不足や生体リズムの乱れは、母胎への影響とともに、胎児の発育にも影響しますし、産褥期のマタニティブルーズの発症を増大させます。妊娠中に、できるだけ睡眠不足を解消する睡眠習慣を身につけ、生体リズムを乱さないような規則的な生活を心がけましょう。

【Q6】　睡眠時間は、長ければ長いほど良いのでしょうか？　もしそうでなければ、各個人に必要な（最適な）睡眠時間はどのようにしたら知ることができますか？

【A6】　睡眠時間は長ければ長いほど良いというわけではありません。高齢者を含む大多数の成人で、必要とされる睡眠時間は7～9時間とされています。ちなみに、ティーンエイジャーで必要とされる睡眠時間は、8時

間30分～9時間15分です。6時間未満しか必要としない人を短時間睡眠者、10時間以上必要とする人を長時間睡眠者と呼ぶこともあります［Partinen & Hublin, 2005］。必要な睡眠時間は人それぞれ異なり、個人差のあることが知られていますが、短時間睡眠者は成人の1％未満と考えられています。個人に最適な睡眠時間をどのようにして知ることができるかというと、①日中に眠気がほとんどない状態で生活でき、②夜間睡眠の状態が良好であることが目安となります。

　まず①については、睡眠時間が不足していると、眠気を感じる［Carskadon & Dement, 1981］だけでなく、作業能力（仕事のでき具合）が低下したり［Durmer & Dinges, 2005; Okenら, 2006］、脳の機能が低下すること［Strickerら, 2006; Thomasら, 2000, 2003］が報告されています。いつもの就寝時刻から15時間前後の時間帯に一過性に生じる眠気がありますが、これは生体リズムにより引き起こされる眠気［Broughton, 1998; Hayashiら, 2002］ですが、睡眠が不足するとこの時間帯の眠気は極度に強くなり事故の原因にもなります。また②については、30分以上寝つきに時間がかかったり、よく眠れたという感じがしない、睡眠中にしばしば目が覚めてしまうという場合には、睡眠時間が長すぎる可能性もあります。もしそうでなければ、睡眠障害の可能性もあります［Edinger & Means, 2005; Partinen & Hublin, 2005］。適度に眠っているのに、日中に眠気が強く、起きている必要がある時に居眠りをしてしまうという場合には、睡眠時間の過不足の問題ではなく、睡眠時無呼吸症候群（sleep apnea syndrome: SAS）やナルコレプシーなどの睡眠障害の可能性もありますので［飛田・高橋, 2003；清水, 2003］、睡眠障害の専門医師に相談するとよいでしょう。より相談者にわかりやすく伝えたいときは、翌日の体調や頭の冴え具合から、自分に合った睡眠時間を知るように指導します。たとえば、8時間寝たときよりも、7時間睡眠のほうが翌日の体調や頭の冴えがよければ、その人には7時間が望ましい睡眠時間です。まずは、自分にあった睡眠時間を知り、それを規則正しく守ることが体のリズムや健康にも重要だということを認識してもらいましょう。

【Q7】　時々眠れないときがあります。寝る前にタバコを一服すると寝つきが悪くなると聞きますが本当でしょうか。私は1日15本程度の喫煙者で、寝る前に一服する習慣があります。喫煙すると気持ちが落着き、寝つきが良くなるように思うのですが、喫煙は睡眠に悪い影響を与えるのでしょ

うか。

【A7】　夜寝る前に心身をリラックスさせることは、より良い眠りを得るために重要です。喫煙すると気持ちが落ち着くとおっしゃるように、タバコに含まれるニコチンは、吸った直後にはリラックスさせる効果があります。その後は、逆に精神活動が活発になる効果が数時間続きます。このため、日中に集中力を高めるためやストレス対処のために使用される方も多いでしょう。しかし、夜寝る前の喫煙は、ニコチンがもつ覚醒作用によって、寝つきを遅くさせることになります。さらに、ヘビースモーカーになると2～3時間で「ニコチン切れ」の状態となるため、夜中でも目が覚めてしまいます。再び眠ろうと一服すると、さらに目が覚めてしまい悪循環に陥ってしまう危険性があります。日中の適度な喫煙はやむをえないかとは思いますが、寝る前の喫煙は控えることをお勧めします。

　また、夜寝る前にアルコールを飲んで、リラックスしようとする方もいらっしゃるかもしれません。血中濃度が微量となる程度のアルコールには覚醒作用があり、その閾値はその日の体調により変動します。寝る前の一定量以上のアルコール摂取には、一時的に寝つきを良くする働きがありますが、しばらくすると利尿作用によって、目が覚めるようになります。この時期のアルコールの血中濃度は、覚醒効果を示す濃度になっています。したがって、再入眠後睡眠が浅くなったり、一度起きたら眠れなくなったりすることもあります。アルコールを飲みながら喫煙というケースはよくありますが、この取り合わせは夜間後半の睡眠を特に妨げます。タバコもアルコールも"眠るための"摂取は避け、就床3～4時間前までを目安に楽しむことをお勧めします。なお、年をとるとニコチンやアルコールの体内での分解速度が遅くなりますので、より早い時間にタバコやアルコールは終わらせた方が無難です。

【Q8】　病院で寝たきりの高齢者ですが、日中居眠りをしてしまい、夜間眠れず、暴れることが多いです。ベッドを窓際に配置し、日中に日光を多く浴びることができるようにしたり、家族や医療スタッフが出入りして刺激を与えるようにしたりしているのですが、日中の居眠り防止効果は見られません。このような高齢者の夜間の睡眠を改善する方法として、薬物を使用する以外で効果的な方法はあるのでしょうか？

【A8】　病院や養護施設に入居（入院）している高齢者では、睡眠覚醒リズム

が崩れ、日中の居眠りが増加し夜間睡眠の質が低下するという報告がなされています。これには主として、日中の活動量の低下と夜間の看護が要因としてあげられます［Alessi ら、2005］。

　加齢にともない睡眠の質は悪化しやすくなります［Floyd ら、2000; Monk ら、1991; Wauquier ら、1992］。高齢者の睡眠と日中の活動とは切り離せない関係にあり、日中に身体を動かした日の睡眠の質は良好となることが報告されています［城田ら、1999］。病気などで安静が必要という人以外は寝かせきりにせず、できるだけ起こすようにするのが大切です。歩行が困難であれば車椅子で外に連れ出したり、またはベッドの上での軽度の運動なども効果的でしょう。軽度の運動としては、座っていても寝ていてもできる軽いストレッチが提案されています［田中、2001］。運動する時間帯は、高齢者では夕方が良いとされています［田中ら、2000］。重度認知症で ADL が低下していて寝たきりの場合など、午前中の座位保持を徹底させるだけでも注意力が増加することが報告されています［目黒、2004］。

　また夜間に看護をする際に発生する騒音や明るい光は、睡眠の内容を歪める要因になります［Cruis ら，1998; Koch ら，2006; Schnelle ら，1993］。寝たきりになっている人の66％は1時間に1度は自発的に寝返りを打っているとも報告されており［Schnelle ら、1993］、床ずれを予防するための夜間の介入（おむつ交換や体位を替えること）が本当に必要なものか、回数が多すぎないか、確認する必要があります。また、可能であれば、睡眠の時間帯や興奮行動のリズムが合致する人を同室にするなど病院や施設での配慮も必要です。夜間看護の仕方や回数について、病院のスタッフに相談すると良いでしょう。

　こういった工夫は日中に活動し夜間に睡眠をとるという生体リズムの調整をうながし、結果的に夜間睡眠の質を向上させ日中の居眠りも予防し、QOL（Quality of life）や ADL（Activity daily living）を改善することもできるようになるでしょう。

【Q9】　最近、目覚めた後に強い眠気が残り、なかなか布団から出ることができずに困っています。毎朝スッキリと目覚めるにはどうしたらいいでしょうか。

【A9】　目覚めた後に強い眠気が生じる現象は、睡眠慣性と呼ばれています。睡眠時間が十分確保できているときは、睡眠慣性は数分以内で消失しま

すが、睡眠時間が短いと睡眠慣性がなくなるまで数十分かかります。まずは、睡眠時間を十分にとることを心がけてください。それでも睡眠慣性が強く残るときは、「光」を利用しましょう。睡眠慣性は、強い光を浴びることによって減少します。その際、光の強さは、2,500ルクス以上が必要ですので、通常の室内照明では効果があまり期待できません。そこで、起床したらカーテンを開けて、太陽の光を浴びるようにしてください（太陽の光は、曇りの日であっても5,000ルクス程度はあります）。

　この起床直後に浴びる光は、単に眠気を抑えるだけでなく、生体リズムにとっても非常に重要です。人間の体温や睡眠覚醒リズムは、本来、約25時間周期のリズムを持っています。そのリズムを24時間に同調させるのに起床直後に光を浴びることが、最も効果的なのです。逆に、夕方以降に強い光を浴びることは極力避けてください。特に夜間の強い光は、生体リズムを後退させるとともに交感神経の活動を亢進させ脳の興奮性を上昇させるため、寝つきを悪くし、その結果、睡眠不足を招きますから、起床時の気分の悪さにもつながります。

　さらに、起床時の眠気が強いということであれば、ご自身の睡眠パターンを一度振り返ってみてください。その際には、前述のように睡眠の長さだけではなく、就床時刻や起床時刻が一定かどうか、つまり睡眠パターンの規則性にも注意してください。体温のリズムと睡眠は密接な関係にあり、体温の低いときは眠りやすく（眠気が強く）、体温の高いときには眠りにくくなります。通常、体温は睡眠開始の2、3時間前から下がりはじめ、睡眠の後半から、徐々に上昇し始めますが、睡眠の規則性が乱れ、体温と睡眠パターンにズレが生じた場合には、睡眠の質も悪くなりますし、睡眠に対して体温パターンが後退していると起床時の眠気も特に強くなります。まずは、睡眠時間を確保するとともに、休日も含めて毎日同じ時刻に起き、日中の長い仮眠は避けるように気をつけて、睡眠の規則性を保つよう努力してみてください。

　また、かならずしも誰にでもすぐにできるというものではありませんが、目覚ましなどに頼らず起きられるようになることも、気持ちよく目覚めるには効果的です。この方法を自己覚醒と呼びます。自己覚醒ができるようになると、起床前から覚醒に向けて心拍数を上げるなど身体が準備をするようになります。その結果、目覚まし時計などによって強制的に覚醒させられる場合と比較して、起床時の眠気は抑えられます。

【Q10】　赤ちゃんは、眠って、起きて、のサイクルが短いけれど、ちゃんと熟睡

できているのでしょうか？　眠りの深さは目で見て分かるのでしょうか。もし分かるのならその方法を教えてください。

【A10】　生後2〜4週間の赤ちゃんの睡眠周期は40〜50分で、18〜24ヶ月頃には約60分になります。2〜4ヶ月までの赤ちゃんでは、昼夜の区別なく不規則に2〜4時間寝ては目覚めお乳を欲しがり、また眠るということを繰り返します。この短い時間の間に、レム睡眠とノンレム睡眠が繰り返し起こっています。眠っている赤ちゃんに睡眠のサイクルがあるということは、目で見ても分かります。生後3ヶ月くらいまでの赤ちゃんの睡眠は、大まかに動睡眠と静睡眠に区分されています。動睡眠では、目を閉じて体はじっとしていますが、ときにかなり動き、笑ったり、顔をしかめたり、体をねじらせたりする運動が間欠的に出現します。まぶたや手足の指先がピクピク動くこともあります。このとき、成人のレム睡眠と同様に、眼球が急速に動いたり、発声や不規則な呼吸運動が観察できます。一方の静睡眠では、同じく目を閉じて体はじっとしており、体の動きは見られず、呼吸運動も規則的です。成人のノンレム睡眠にあたると考えられています。生後3ヶ月くらいまでの赤ちゃんは、睡眠の約半分がレム睡眠という報告がありますので、赤ちゃんをよくよく観察していると、ぴくぴくと手足の指先が動いたりキョロキョロ目が動いたり、体の動きが頻繁に観察される時期を見つけられることでしょう。この時期には、赤ちゃんもしっかり夢を見ていると考えられています。

　個人差はありますが、赤ちゃんは生後3〜4ヶ月を過ぎる頃から、夜昼のリズムがはっきりしてきます。生後半年のうちには、昼目覚めて夜眠るという約24時間周期のパターンがはっきりしてきます。昼間の眠りが減少し夜に眠りが集中してくると、昼寝が出現するようになります。このとき、夜間に目が覚めたからといって、寝室を明るくしたり、昼間に寝ているからといって暗くしたりすると、体のリズムの規則性が失われることになり、脳・神経系や身体の発達が遅れる可能性も知られています。体のリズムの規則性をしっかり整えられるような赤ちゃんの環境が、その後の知的発達にも影響してくることになりますので、気をつけておくと良いでしょう。

用語索引

あ

ICSD　　118, 119
アクチグラフ　　52, 86, 134, 166
悪夢　　129, 191
朝型・夜型質問紙（morningness/eveningness questionnaire, MEQ）　　142
アデノイド　　128
アトピー性皮膚炎　　10, 65
アルコール　　120, 153, 158, 196
アルツハイマー型認知症　　167
α波　　22
アレルギー性鼻炎　　64, 65

い

胃結腸反射　　11
位相　　37, 41, 43, 75, 103, 152
位相後退　　62, 75, 108
位相反応　　39
位相反応曲線　　40
位相変化　　39, 40
位相変位　　41, 44
居眠り　　80, 85, 90, 104, 124, 141, 167, 181, 196
居眠り事故　　100, 106, 108
イビキ　　61, 121, 122, 128, 136
意欲　　15, 169
陰茎勃起　　27
飲酒　　66
インフラディアンリズム　　36, 105

う

うたた寝　　152
うつ病　　137
ウルトラディアンリズム　　36, 105
運動習慣　　75, 76, 77, 150, 164

え

液性免疫　　10
S過程　　45
ADL →日常生活動作能力
エネルギー摂取効率　　9
エネルギー代謝　　5, 9
エプワース眠気尺度（Epworth Sleepiness Scale, ESS）　　124, 141

お

黄体形成ホルモン（LH）　　126
黄体ホルモン（プロゲステロン）　　126
OSA睡眠調査票MA版　　52, 70, 139
OSA睡眠調査票第2版　　139
温湿度　　58
温度不依存性　　38
温度補償性　　37, 38
温熱環境　　58
温熱ストレス　　58
温熱性発汗　　26

か

カイ二乗ペリオドグラム　　134
概日リズム　　24, 25, 26, 28, 36, 37, 38, 39, 42, 45, 46, 76, 96, 101, 102, 108, 121, 142, 165, 169, 172, 175, 197
概日リズム睡眠障害　　125, 134, 137
概日リズム障害　　152
概日リズム変動　　46
外的脱同調　　44, 125
カウンセリング　　127
学習　　13
覚醒度　　169
家庭内暴力　　48
過度の眠気（過剰な眠気）　　9, 122, 128, 157
金縛り　　29, 124
カフェイン　　58, 66, 110, 151, 153, 158, 184, 194
花粉症　　10, 64
夏眠　　5
仮眠　　47, 168
過眠　　118, 123, 126
過眠症　　118, 124
カロリンスカ眠気尺度（Karolinska sleepiness scale, KSS）　　141
眼球運動　　23
緩徐眼球運動　　22
関西学院眠気尺度（Kwanseigakuin sleepiness scale, KSS）　　141

用語索引

き

記憶	13
基礎代謝	9
機能性汗腺	7
機能性便秘	11
GABA	53
休息感	101
QOL（Quality of Life）	84, 87, 91, 92, 164, 197
強固な生体時計	43
狭心症	101
虚血性心疾患	10
近時記憶	14
筋電図	23
筋肉痛	75

く

空調	59, 63
クライアント	118, 134, 142, 146, 147, 148, 154, 161
グルタメート	53
グレリン	10
クロスオーバー・ダブルブラインド	139
クロスオーバー・デザイン	52

け

K複合波	23
血圧	26, 61, 76, 103, 164
月経周期	126
見当識障害	124

こ

高温環境	58
交感神経活動	25, 61, 62, 65, 75
恒常環境	38
恒常性維持機構	27
高照度光	49, 75, 108, 110
高照度光療法	126
高体温期	126
交代制勤務	45, 125
交代制勤務者	44
交代制睡眠障害	125
交代性脳波パターン（trace alternant pattern）	47
交代制夜勤	100
行動状態（behavioral states）	46
行動性調節	7
行動的睡眠観察	8
行動変容	177, 181
更年期障害	127
更年期症状	193
抗ヒスタミン剤	54
興奮性神経伝達物質	53
抗利尿ホルモン分泌	121
高齢者の睡眠	119, 164
コルチゾール	10, 27, 28, 74
昏睡	7

さ

裁量労働制	100
サーカアニュアル（概年）リズム	37
サーカセプタンリズム	37
サーカセミディアンリズム	36, 105
サーカディアン時	39
サーカディアンリズム→概日リズム	
サーカビディアンリズム	36
サーカルナーリズム	37
産褥期	194
サンダウンシンドローム	126

し

シエスタ	105
自覚症状調べ	86
C過程	45, 46
弛緩法	172
時間的手がかり→同調因子	
時間療法	185
刺激統制法	172
視交叉上核	38, 39
思考的（thought-like）夢	29
自己覚醒	198
自己調整法	172, 175
時差ぼけ（時差症候群）	44, 45, 119
事象関連電位	168
θ波	22
しつけ不足睡眠障害	128
自閉症	129
死亡率	9
遮光カーテン	63
周期	37, 42, 43, 62, 102
周期性四肢運動障害	123, 129
重心動揺測定	90, 91
熟眠不全	119

主睡眠	10, 118	睡眠覚醒リズム障害	48
消化器系	11	睡眠感	30
松果体	28	睡眠環境	96
上気道	121, 128	睡眠慣性	109, 110, 197
上気道抵抗症候群	121	睡眠禁止帯（sleep forbidden zone）104	
情緒的適応性	167	睡眠傾向曲線	104, 107
情動脱力発作	124	睡眠ゲート	105
情動中枢	130	睡眠健康	11, 14, 150, 154, 155, 159, 166
小児の概日リズム睡眠障害	329		
小児の睡眠呼吸障害	128	睡眠健康調査票	137
食欲	10, 169	睡眠効率	136, 178
徐波睡眠	23, 24, 25, 26, 27, 46, 58, 59, 60, 77, 97, 110, 130, 192	睡眠呼吸障害	10, 13, 121
		睡眠時遺尿症	131
自立起床	82, 83, 86	睡眠時驚愕症	130, 192
自律神経応答	61	睡眠時随伴症状	129
自律神経活動	25, 193	睡眠指導	184
自律神経失調症	127	睡眠時無呼吸症候群（sleep apnea syndrome, SAS） 118, 195	
自律神経障害	125		
自律性	37	睡眠習慣	11, 13, 15, 49, 50, 80, 83, 88, 90, 135, 136, 137, 150, 160, 177, 184
進化	5		
心筋梗塞	101		
寝具	58, 63, 65, 68, 70, 112	睡眠周期	24, 26, 27
神経免疫	10	睡眠時遊行症（夢遊病，夢中遊行） 130, 192, 194	
人工照明	44		
寝室環境	96, 113, 154	睡眠障害	9, 12, 13, 15, 61, 92, 101, 118, 119, 125, 127, 135, 136, 172, 195
寝床内気候	7, 63, 94, 112		
深睡眠	23, 122, 130		
新生児	46	睡眠生活習慣	147, 149, 152, 158, 159
寝装具	63	睡眠制限法	172
伸張性収縮	75	睡眠潜時反復検査（Multiple Sleep Latency Test, MSLT） 118, 124, 142	
心拍数	26, 61, 74, 103		
振幅	37, 165	睡眠相後退症候群	125, 134
深部体温	7, 24, 25, 58, 59, 62, 63, 74, 102, 126, 169	睡眠相談	146, 147, 148, 150
		睡眠段階	23, 24, 26, 30, 68, 129, 164
深部体温リズム	165	睡眠日誌	70, 134, 135, 149, 154, 157, 161, 177
心理療法→カウンセリング			
		睡眠負債	13
		睡眠発作	124

す

睡眠圧	45	睡眠ポリグラフィ	134, 137
睡眠維持困難	101, 185	睡眠ポリグラフ記録	95
睡眠維持障害	138	睡眠ポリグラム	23, 30, 104
睡眠衛生	58, 172	睡眠麻痺	124
睡眠エピソード	134	睡眠薬	120, 123, 136, 153, 167
睡眠覚醒概日リズム	46, 47	頭寒足熱	25
睡眠覚醒スケジュール	125, 134	スタンフォード眠気尺度（Stanford sleepiness scale, SSS） 140	
睡眠覚醒リズム	42, 45, 48, 49, 50, 84, 149, 194, 197, 198		
		砂時計型メカニズム	45

用語索引

スリープマネージメント　164, 177, 180, 185

せ

生活習慣　78, 80, 84, 88, 90, 91, 92, 94, 115, 135, 150, 152, 159, 160, 164, 167, 181, 184
生活習慣病　10, 90, 180
生活様（life-like）体験　28
生活リズム　80, 84, 92, 135, 152, 180
生活リズム健康法　175
精神性ストレス　13
精神性発汗　26
精神生理性不眠症　119
静睡眠（quiet sleep）　46, 199
生体時計　6, 36, 38, 39, 42, 47, 146, 153
生体リズム　36, 37, 38, 41, 44, 45, 48, 62, 75, 77, 80, 86, 94, 105, 106, 108, 119, 125, 126, 129, 135, 142, 152, 158, 160, 180, 186, 194, 195, 197
生体リズム障害　185
成長ホルモン　10, 27, 28
生徒の睡眠マネージメント　180
生命現象　5, 9, 11
セドロール　65
セルフモニタリング　177
前向性健忘　13
全身運動　74
浅睡眠　23, 122
蠕動運動　11
前頭連合野　5, 11, 12, 13, 15
St. Mary 病院睡眠質問票（SMH）　138
せん妄　126

そ

騒音　61, 101, 129
早朝覚醒　119, 154

た

第一夜効果（実験室順応効果）　190
体温調節　58
体温調節機能　6, 75
代謝系　10
大脳皮質　130
大脳辺縁系　12
タバコ　66, 153, 196

短期記憶　14
短期不眠　119, 120
短時間仮眠法　110
短時間睡眠者　9, 195
短時間昼寝　169
断眠　34, 45

ち

中性温度　58
中途覚醒　30, 50, 58, 61, 65, 95, 119, 120, 121, 122, 123, 125, 127, 129, 150, 154, 157, 164, 178, 191
中途覚醒時間　52, 166
長期不眠　119
長時間睡眠者　9, 195
朝食　11
朝食欠食　10, 88
超短縮睡眠覚醒スケジュール（ultrashort sleep-wake schedule）　104
頂点位相　37
直腸温→深部体温

て

低温環境　60
δ波　22
テレビゲーム　83
テレビ・ビデオ視聴時間　82, 91
電気毛布　60

と

トイレ覚醒　60, 62, 120
動睡眠（active sleep）　46, 47, 199
同調　38, 43, 103, 125, 172
同調因子　38, 42, 43, 44, 45, 164, 172, 185
同調性　37, 38
頭頂連合野　5, 11
動物種　8
動脈血酸素飽和度　121, 123
冬眠　5
特発性過眠症　124

な

内因性振動機構　37
内的脱同調　42, 44, 125, 165

に

2過程モデル（two process model） 45
ニコチン　196
日常生活動作能力（ADL）　167, 197
日中覚醒困難　136
乳児突然死症候群（SIDS）　128
入眠感尺度　140
入眠儀式　153, 190
入眠困難　62, 65, 75, 101, 102, 118, 119, 123, 127, 138, 154, 185
入眠時幻覚　30, 124
入眠時心像　28
入眠障害　129
入眠時レム期　124
入眠潜時　30, 58, 68, 118, 190
入浴　65
妊娠　127, 193
認知行動的介入　172, 175
認知行動療法　172
認知・実行機能　12
認知症　49, 120, 126, 134, 167, 180, 197
認知症予防　167, 175
認知変容　177
認知療法　172

ね

寝返り　63, 68, 112, 197
寝言　61, 130, 192
寝姿勢　5, 63, 70, 112, 128
寝つき　54, 82, 96, 101, 104, 114, 152, 160, 195
熱産生系　6
熱放散系　6

の

脳血管性認知症　10
脳波　22
脳波的睡眠観察　8
ノルアドレナリン　74
ノンレム睡眠　6, 13, 23, 24, 25, 26, 29, 30, 46, 96, 191, 199

は

排尿　120
排便　11
排便習慣　88
歯ぎしり　129, 130
発汗　26, 58, 65, 76, 127
速い眼球運動　23

ひ

光環境　61
光パルス　39, 40
ヒスタミン　54
ピッツバーグ睡眠質問紙（Pittsburg sleep quality index, PSQI）　135, 136, 137
非24時間睡眠覚醒症候群　134
皮膚温　25, 58, 59, 94, 113
非ベンゾジアゼピン系睡眠導入剤　13
肥満　10, 164
非薬物的アプローチ　172
ヒューマンエラー　13, 125
昼寝　47, 152, 167

ふ

不安障害　120
フォローアップ研究　10
不規則型睡眠覚醒パターン　126, 134
不規則型睡眠　126
副交感神経活動　25, 75, 94
副腎皮質刺激ホルモン（ACTH）　28
複数振動子説　42
不登校　48, 49, 125, 129, 185
不眠　10, 118, 119, 126, 137, 154, 167
不眠症　30, 92, 119
フリーラン周期　38
フリーラン　39, 42
フレックスタイム制　100

へ

閉塞性睡眠時無呼吸症候群（OSAS）　121, 128, 130, 131, 136, 141
β－エンドルフィン　74
β波　22
β－ブロッカー　120
変形労働時間制　100
ベンゾジアゼピン系睡眠導入剤　13
扁桃　128

ほ

紡錘波　23

は

放熱　　　25
ホルモン補充療法　127

ま

マタニティブルーズ　127, 194
慢性辺縁性歯周炎　129

み

みなし労働制　100

む

無酸素運動　74
むずむず脚症候群　123, 129, 136, 137

め

メラトニン　28, 41, 61, 62, 165, 166
免疫系　10

も

網膜視床下部路　38

や

夜間行動異常　126
夜間頻尿　120
夜驚→睡眠時驚愕症
夜勤　100
夜尿→睡眠時遺尿症

ゆ

有酸素運動　74, 77
夕食　11
夢体験　29
夢様（dream-like）体験　28

よ

宵っぱりの朝寝坊　108, 125
抑うつ　120, 122, 164, 180
夜型化　88
弱い生体時計　43

ら

ライフスタイル　164, 165, 167, 172, 175, 177, 180, 187
ラポール　148
卵胞刺激ホルモン（FSH）　126
卵胞ホルモン（エストロゲン）　126

り

リズム位相　40, 41
リズム現象　37, 42, 47

れ

レム睡眠　9, 14, 23, 24, 25, 26, 27, 28, 29, 30, 46, 58, 59, 60, 77, 96, 122, 129, 130, 164, 191, 199

わ

ワーキングメモリ　13, 14

【監　修】

堀　忠雄　（ほり・ただお）
〈広島大学名誉教授〉

白川修一郎　（しらかわ・しゅういちろう）
〈睡眠評価研究機構、国立精神・神経センター精神保健研究所客員研究員〉

【執筆者一覧】

第1章　　林　光緒（はやし・みつお）
　　　　　〈広島大学大学院総合科学研究科人間科学部門行動科学講座〉

第2章　　福田一彦（ふくだ・かずひこ）
　　　　　〈江戸川大学社会学部人間心理学科〉

第3章　　水野一枝（みずの・かずえ）
　　　　　〈東北福祉大学感性福祉研究所〉

第4章　　水野　康（みずの・こう）
　　　　　〈東北福祉大学子ども科学部〉

第5章　　神川康子（かみかわ・やすこ）
　　　　　〈富山大学人間発達科学部人間環境システム学科環境社会デザインコース〉

第6章　　堀　忠雄

第7章・第8章　　白川修一郎

第9章　　駒田陽子（こまだ・ようこ）
　　　　　〈東京医科大学睡眠学講座〉

第10章　　田中秀樹（たなか・ひでき）
　　　　　〈広島国際大学心理科学部臨床心理学科精神生理学研究室〉

基礎講座 睡眠改善学

2008年2月10日　第1版第 1 刷発行
2018年4月27日　第1版第11刷発行

[監修]　堀 忠雄・白川修一郎
[著者]　堀 忠雄 ほか
[編]　一般社団法人　日本睡眠改善協議会　(http://www.jobs.gr.jp/)

[発行者]　荒井秀夫
[発行所]　株式会社ゆまに書房
　　　　〒101-0047　千代田区内神田2-7-6
　　　　振替　00140-6-63160
　　　　tel. 03-5296-0491 / fax. 03-5296-0490
　　　　http://www.yumani.co.jp

[印刷・製本]　新灯印刷株式会社
[カット・イラスト]　小椋芳子

落丁・乱丁本はお取り替えいたします。
定価はカバー・帯に表示してあります。

ⓒ Japan Organization of Better Sleep 2008 Printed in Japan
ISBN978-4-8433-2823-1 C1047

ゆまに書房

●●●●●●●● 快い眠りを手に入れるために ●●●●●●●●

応用講座 睡眠改善学

好評発売中

[監修] 堀 忠雄・白川修一郎・福田一彦 [編] 日本睡眠改善協議会

●本体2,000円（外税）
A5判／並製／カバー

国民の5人に1人が不眠症といわれ、首都圏の成人の80%が不満を感じているといわれる「睡眠」の新しい睡眠理論と睡眠法の開発事例。「基礎講座」に続く「応用編」!!

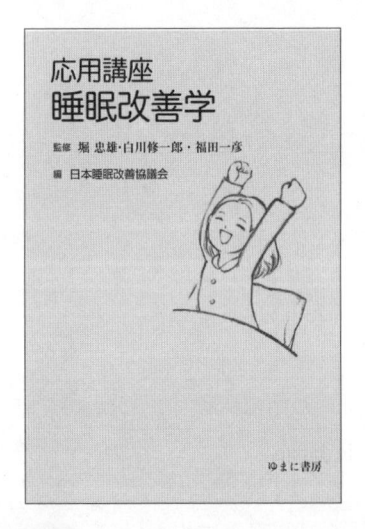

目次から

●第1部●
生活習慣の調整のための基本テクニックと知識

●第2部●
睡眠環境による改善のための知識

●第3部●
睡眠改善の実践について

●第4部●
睡眠改善相談の技術とツール

●こんな方におすすめします●

◎特に睡眠の問題でお困りの方に

快い眠りを得るための衣服や寝具、ベッドや寝室などの選び方などをはじめとした睡眠環境の基礎知識を解説。そして生体リズム、運動処方、短時間仮眠による眠気の解消法などを分かりやすく紹介してあるので、不眠等でお困りの方はもちろん、ご家族などで睡眠に障害がある方がいらっしゃる方などにもおすすめです。

睡眠改善インストラクターの人たち／大学や専門学校の先生及び学生／企業の斯界関係者など

〒101-0047 東京都千代田区内神田2-7-6　TEL.03 (5296) 0491　FAX.03 (5296) 0493　http://www.yumani.co.jp/